# Urgências cardiopulmonares no idoso

# Urgências cardiopulmonares no idoso

EDITORES

**José Renato G. Amaral**

**Paulo de Oliveira Duarte**

**Rodrigo Antonio Brandão Neto**

manole
editora

Editora: Patrícia Santana
Projeto gráfico: Departamento Editorial da Editora Manole
Diagramação: Elisabeth Miyuki Fucuda
Ilustrações: Eduardo Borges
Capa: Ricardo Y. Nitta Rodrigues
Imagem da capa: Freepik

**CIP-BRASIL. CATALOGAÇÃO NA PUBLICAÇÃO**
**SINDICATO NACIONAL DOS EDITORES DE LIVROS, RJ**

U71

Urgências cardiopulmonares no idoso / editores José Renato G. Amaral, Paulo Oliveira Duarte, Rodrigo Antônio Brandão Neto. - 1. ed. - Barueri [SP] : Manole, 2026.

Inclui bibliografia e índice
ISBN 9788520470282

1. Sistema cardiovascular - Doenças - Idosos. 2. Emergências cardiológicas - Idosos. I. Amaral, José Renato G. II. Duarte, Paulo Oliveira. III. Brandão Neto, Rodrigo Antônio.

CDD: 616.1025
25-100217.0 CDU: 616.12

Carla Rosa Martins Gonçalves - Bibliotecária - CRB-7/4782



Edição – 2026

Editora Manole Ltda.
Alameda América, 876
Tamboré – Santana de Parnaíba – SP – Brasil
CEP: 06543-315
Fone: (11) 4196-6000
www.manole.com.br | https://atendimento.manole.com.br/

Impresso no Brasil
*Printed in Brazil*

# Sobre os editores

**José Renato G. Amaral**
Especialista em Clínica Médica e Geriatria pela FMUSP e pela SBCM/SBGG/AMB. Médico Assistente do Serviço de Geriatria do HCFMUSP. Médico do corpo clínico do Hospital Sírio-Libanês e do Hospital Nipo Brasileiro.

**Paulo de Oliveira Duarte**
Especialista em Clínica Médica e Geriatria pela FMRP-USP. Especialista em Geriatria pela SBGG/AMB e área de atuação em Cuidados Paliativos/AMB. Especialista em Cuidados Paliativos pelo *Instituto Pallium Latinoamerica* (Buenos Aires). Doutor em Ciências Médicas pela Divisão de Geriatria do Departamento de Clínica Médica da FMRP-USP.

**Rodrigo Antonio Brandão Neto**
Primeiro Supervisor da Residência em Medicina de Emergência do HCFMUSP. Doutorado em Ciências Médicas pela FMUSP. MBA em Gestão pela Fundação Getulio Vargas (FGV). Coordenador do Curso de Emergência da USP. Supervisor do Pronto-socorro do HCFMUSP (2011-2023). Docente de Medicina de Emergência da Faculdade Israelita Albert Einstein (2023-2025).

# Sobre os autores

Alexandre Franco Amaral

Médico da Divisão de Pneumologia do Instituto do Coração (InCor) do Hospital das Clínicas da Faculdade de Medicina da Universidade de São Paulo (HCFMUSP). Coordenador da equipe de Pneumologia e Supervisor do Laboratório de Função Pulmonar do Hospital Nipo Brasileiro.

Ana Carolina Esteves Cattony

Médica Geriatra pela FMUSP. Ex-preceptora da Residência em Geriatria do HCFMUSP. Pós-graduação em Cuidados Paliativos pelo Instituto Paliar.

Fernanda Sena Rabelo Santos

Residência em Clínica Médica pela Unicamp. Residente de Geriatria da FMUSP.

Helena Teixeira Araújo Ramos

Especialista em Clínica Médica pelo Hospital das Clínicas da Universidade Federal de Pernambuco (HC-UFPE). Geriatra pela FMUSP.

Isadora Dezan Martini

Médica Especialista em Clínica Médica. Pós-graduação em Geriatria pelo Instituto Sírio-Libanês de Ensino e Pesquisa. Pós-graduação em Docência no Ensino Superior para Ciências da Saúde pelo Instituto Sírio-Libanês de Ensino e Pesquisa.

**José Victor Schubsky**
Médico do Grupo de Doenças Obstrutivas da Divisão de Pneumologia do InCor-HCFMUSP. Emergencista no Pronto-Socorro Referenciado em Pneumologia do InCor-HCFMUSP. Ex-preceptor da Disciplina de Emergências Clínicas da FMUSP. Pneumologista do Hospital Nipo Brasileiro.

**Juliana de Toledo Pierri Ribeiro Sampaio**
Geriatra pela USP e membro titulado pela Sociedade Brasileira de Geriatria e Gerontologia. Possui pós-graduação em Oncogeriatria pelo Hospital Sírio Libanês-SP. Atuou como preceptora da Residência de Geriatria do HC-FMUSP (2022) e coordenadora do Ambulatório de Sexualidade e Envelhecimento do HC-FMUSP (2022 e 2023). Foi cofundadora e cocoordenadora do Fellowship Program em Sexualidade e Envelhecimento do Serviço de Geriatria do HC-FMUSP (2023).

**Letícia Harumi Sumita**
Médica Geriatra pela FMUSP. Especialização em Psiquiatria Geriátrica pela FMUSP.

**Loren Suyane Oliveira de Andrade**
Especialista em Geriatria pela Faculdade de Medicina da Universidade de São Paulo (FMUSP). Titulada pela Sociedade Brasileira de Geriatria e Gerontologia (SBGG). Complementação especializada em Cardiogeriatria pelo Instituto do Coração (InCor-HCFMUSP). Professora de Geriatria da Pós-graduação em Geriatria da AFYA. Professora da Pós-graduação em Geriatria do Hospital Sírio-Libanês. Professora da Graduação de Medicina da Unit – Aracaju.

**Marcel Hiratsuka**
Especialista em Geriatria pela FMUSP e pela SBGG/AMB. Médico Assistente do Serviço de Geriatria do HCFMUSP. Coordenador do Centro de Promoção ao Envelhecimento Saudável (CEDPES). Supervisor Técnico da Casa de Repouso Akebono – Enkyo/Bene cência Nipo Brasileira de São Paulo.

**Marcelo Eidi Ochiai**
Doutor em Ciências pela FMUSP, área de Cardiologia. Médico Assistente da Unidade Clínica de Cardiogeriatria do InCor-HCFMUSP. Médico Cardiologista do Hospital Nipo Brasileiro.

### Maria Amélia Santilli
Médica Geriatra pela FMUSP. Médica Assistente da Enfermaria de Clínica Médica do Hospital e Maternidade Brasil – Rede D'Or São Luiz.

### Mariana Cincerre Paulino
Especialista em Clínica Médica pela Unifesp. Especialista em Medicina Paliativa pelo HCFMUSP. Médica Assistente da Enfermaria de Cuidados Paliativos do HCFMUSP.

### Naira Hossepian Salles de Lima Hojaij
Médica Assistente do Serviço de Geriatria do HCFMUSP. Coordenadora do Núcleo Avançado de Geriatria (NaGE) do Hospital Sírio-Libanês. Doutora em Ciências pela FMUSP.

### Pedro Kallas Curiati
Graduado em Medicina pela Faculdade de Medicina da Universidade de São Paulo (FMUSP). Especialista em Clínica Médica e Geriatria pela FMUSP. Doutor em Ciências pela FMUSP. Mestre em Medicina pela Universidade de Lisboa. Plantonista do Serviço de Pronto Atendimento e do Serviço de Pronto Atendimento Geriátrico Especializado (ProAGE) do Hospital Sírio-Libanês. Membro do Corpo Clínico e do Núcleo Avançado de Geriatria (NAGe) do Hospital Sírio-Libanês. Coordenador da Especialização em Geriatria do Hospital Sírio-Libanês. Docente permanente do Programa de Pós-graduação stricto sensu do Hospital Sírio-Libanês. Associado a Sociedade Brasileira de Geriatria e Gerontologia.

### Raphael do Prado Soares
Especialista em Clínica Médica pela Faculdade de Medicina de Jundiaí. Especialista em Geriatria pela FMUSP. Fellowship em Cardiogeriatria no InCor-HCFMUSP.

### Sabrina Corrêa da Costa Ribeiro
Médica Intensivista e Emergencista com área de atuação em Cuidado Paliativo. Doutora em Ciências pela FMUSP. Professora do curso "Palio" da AMIB (Associação Brasileira de Medicina Intensiva) e da plataforma "Medmastery". Criadora do podcast "Papo Paliativo".

**Silvia de Fátima Takahashi**
Médica Geriatra pela FMUSP. Especialista em Geriatria pela SBGG/AMB. Assistente do Hospital-Dia Geriátrico do HCFMUSP.

**Thiago Luis Scudeler**
Especialista em Clínica Médica e Cardiologia pela FMUSP e pelas SBCM/Sociedade Brasileira de Cardiologia (SBC)/AMB. Ex-preceptor da Cardiologia Clínica do InCor-HCFMUSP. Médico Assistente do Departamento de Emergência do InCor-HCFMUSP. Doutor em Ciências – Cardiologia pela FMUSP. Pós-doutorado em Cardiologia pela FMUSP. Professor Colaborador da Disciplina de Cardiologia Clínica da FMUSP.

**Vívian Masutti Jonke**
Especialista em Clínica Médica pela FMUSP e em Cardiologia pela FMUSP e SBC/AMB. Prociência em Arritmologia Clínica pela Sociedade Brasileira de Arritmias Cardíacas (SOBRAC). Comitê de Inovação e Pesquisa SBC. Editora Associada BJCVS. Mestrado Profissional em Gestão pela FGV. MBA Gestão em Saúde pela FGV. Docente, MBA Transformação digital, IA e projetos inteligentes no Einstein, FGV, FIA e FIAP. Docente da Unifesp, IA em pesquisa clínica. Doutoranda pela Unifesp.

**Vinícius Barbosa de Oliveira Silva**
Médico Geriatra pelo HCFMUSP.

**Viviane Regina Hernandez Nunes**
Residência de Hematologia e Hemoterapia pelo Hospital Israelita Albert Einstein. Pós-graduação em Hemoterapia e Terapia Celular pelo Hospital Israelita Albert Einstein. Especialista em Hematologia e Hemoterapia pela ABHH/AMB.

# Sumário

## Seção II Urgências cardiopulmonares

# Apresentação

O envelhecimento populacional trouxe à prática médica um cenário de grande complexidade: o atendimento de urgências em pacientes idosos. Esse público não apenas apresenta doenças com elevada gravidade, mas também carrega múltiplas comorbidades, maior vulnerabilidade a complicações e manifestações clínicas frequentemente atípicas. Diante desse desafio, tornou-se essencial organizar um conteúdo que auxilie o médico a reconhecer, avaliar e conduzir as situações críticas com segurança, proporcionalidade e visão integral do paciente.

Esta obra nasceu com esse propósito. Reunimos especialistas atuantes em diferentes áreas para compor capítulos que abordam desde a avaliação inicial, passando pela síndrome coronariana aguda, insuficiência cardíaca, arritmias, síncope, tromboembolismo venoso e doença pulmonar obstrutiva crônica, até temas fundamentais como bioética, comunicação em cenários de emergência e peculiaridades do atendimento em instituições de longa permanência. O leitor encontrará não apenas revisões atualizadas sobre cada condição, mas também reflexões sobre proporcionalidade terapêutica, prognóstico e tomada de decisão em um paciente cuja fragilidade exige sensibilidade além da técnica.

Além do conteúdo científico, buscamos oferecer ao leitor um texto didático e aplicável, que valoriza tanto a clareza na exposição dos conceitos quanto a utilidade prática no cenário real das emergências. Por isso, cada capítulo foi estruturado para servir de apoio rápido à tomada de decisão, ao mesmo tempo em que convida à reflexão crítica sobre condutas, limites terapêuticos e respeito às particularidades do paciente idoso.

É também importante destacar que esta obra reflete o espírito colaborativo de uma equipe multidisciplinar, composta por profissionais comprometidos com a excelência no cuidado ao idoso. O resultado é um material que alia experiência clínica, evidências científicas atuais e sensibilidade humana, oferecendo ao leitor não apenas informações, mas também inspiração para uma prática médica mais consciente e resolutiva.

Nosso desejo é que este livro se torne um instrumento útil tanto para emergencistas, intensivistas e clínicos, quanto para aqueles que atuam diretamente na geriatria. Que cada capítulo ajude a transformar a prática em decisões mais seguras, humanas e eficazes no cuidado ao idoso em situação crítica.

**Os Editores**

# Siglas

| | |
|---|---|
| AIT | Ataque isquêmico transitório |
| AVC | Acidente vascular cerebral |
| BNP | Peptídeo natriurético tipo B |
| BRA | Bloqueador do receptor de angiotensina |
| BRE | Bloqueio de ramo esquerdo |
| CDI | Cardioversor desfibrilador implantável |
| CRM | Cirurgia de revascularização do miocárdio |
| DA | Artéria descendente anterior esquerda |
| DAC | Doença arterial coronariana |
| DPOC | Doença pulmonar obstrutiva crônica |
| DRC | Doença renal crônica |
| FC | Frequência cardíaca |
| FEVE | Fração de ejeção do ventrículo esquerdo |
| FR | Frequência respiratória |
| GP | Glicoproteína |
| GRACE | *Global Registry of Acute Coronary Events* (Registro Global de Eventos Coronarianos Agudos) |
| HNF | Heparina não fracionada |
| IAM | Infarto agudo do miocárdio |
| IC | Insuficiência cardíaca |
| ICP | Intervenção coronariana percutânea |
| IL | Interleucina |
| MAPA | Monitorização ambulatorial da pressão arterial |

| | |
|---|---|
| MRPA | Monitorização residencial da pressão arterial |
| PA | Pressão arterial |
| PAD | Pressão arterial diastólica |
| PAS | Pressão arterial sistólica |
| SCA | Síndrome coronariana aguda |
| TAVR | *Transcatheter Aortic Valve Replacement* (Substituição transcateter da válvula aórtica) |
| TEP | Tromboembolismo pulmonar |
| TEV | Tromboembolismo venoso |
| TIMI | *Thrombolysis In Myocardial Infarction* (Índice de risco para eventos coronarianos) |
| TNF | Fator de necrose tumoral |
| TVP | Trombose venosa profunda |
| VD | Ventrículo direito |
| VE | Ventrículo esquerdo |

SEÇÃO I

# Abordagem inicial

1

# O atendimento de urgência no idoso

Isadora Dezan Martini
Vinícius Barbosa de Oliveira Silva
Pedro Kallas Curiati

## INTRODUÇÃO

O pronto atendimento (PA) presta papel relevante para a população idosa, constituindo um ponto de entrada para o cuidado agudo de alta complexidade e para o acesso a serviços continuados de atenção à saúde, além de ser fonte de cuidado médico acessível e rede de segurança quando a transição do cuidado entre sistemas de atenção à saúde é comprometida.[1,2]

## EPIDEMIOLOGIA DO IDOSO NO PRONTO ATENDIMENTO

A transição demográfica no Brasil teve início após a década de 1970, por meio de urbanização, redução da taxa de natalidade e aumento da expectativa de vida, com envelhecimento populacional em ritmo acelerado.[3] Em 1950, o país tinha apenas 1,6 milhão de idosos acima de 65 anos, atingindo 9,2 milhões em 2020, e com estimativa de alcançar 61,5 milhões em 2100.[1,2] O crescimento absoluto previsto no período será de 38,3 vezes, com aumento da fração na população para 34% em 2100, conforme a Figura 1.[4]

Concomitantemente ao aumento relativo de idosos na população geral, ocorrem mudanças em seu perfil epidemiológico, como aumento da prevalência de doenças crônicas, que exigem cuidados continuados, são passíveis de agudizações e demandam uso prolongado de medicamentos e monitorização por exames periódicos.

Esses dados são relevantes para o setor hospitalar em função do aumento da procura de indivíduos idosos pelos serviços de saúde. O PA, em especial, tem

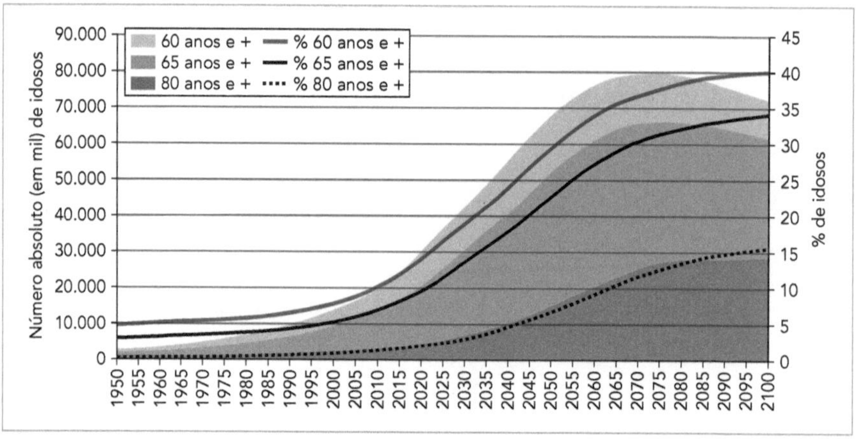


FIGURA 1 Número de idosos por faixa etária e previsão de crescimento.
Fonte: UN/Pop Division: World Population Prospects 2019.

grande importância por ser um ponto de contato entre o cuidado do paciente ambulatorial e o do paciente hospitalar.[1]

Atualmente, os idosos respondem por cerca de 25% dos atendimentos no PA, 43% das admissões hospitalares e 48% das admissões em unidades de terapia intensiva (UTI).[2] Além disso, apresentam permanência intra-hospitalar 20% maior e realização de exames até 50% maior em relação ao contingente de não idosos.[1] O perfil de doenças apresentado também é diferente, com maior frequência de afecções crônicas degenerativas e não transmissíveis, em especial as do sistema cardiovascular.[5]

## PARTICULARIDADES DO ATENDIMENTO DO IDOSO AGUDAMENTE ENFERMO E SEUS PRINCIPAIS DESAFIOS

Em virtude de seus múltiplos e inter-relacionados problemas médicos e sociais, os idosos frequentemente desafiam os sistemas de cuidado tipicamente desenvolvidos para atender indivíduos com distúrbios de um único sistema e com rede social robusta. Essa população é, com maior frequência, admitida no PA por meio de ambulância, triada como urgência ou emergência, admitida para internação hospitalar e submetida a maior quantidade de exames.[1,2]

Apesar disso, sabe-se que idosos têm, com frequência, diagnósticos menos precisos, provavelmente devido à maior prevalência de apresentações atípicas de doenças, polifarmácia e multimorbidade. Isso, associado ao maior investimento de recursos em seus tratamentos, faz com que a satisfação pelos cuidados de emergência seja menor do que a de pacientes mais jovens atendidos no PA.[1] Além disso, profissionais de saúde que lidam com emergência frequentemente têm maior dificuldade no manejo de pacientes idosos, e acabam se frustrando pela baixa resolutividade e pela menor taxa de satisfação com o cuidado.[6]

## PRONTO ATENDIMENTO GERIÁTRICO

O objetivo do PA geriátrico é, mediante avaliação ampla de parâmetros demográficos, clínicos e de vulnerabilidade, reconhecer os idosos que se beneficiarão de admissão hospitalar e, para os demais, implementar um atendimento ambulatorial capaz de atender adequadamente suas necessidades.[1]

Desde os anos 2000, começaram a surgir serviços de PA que se propunham a atender o paciente geriátrico de forma diferenciada, porém sem padronização. Nesse contexto, médicos clínicos com experiência em medicina de emergência e geriatria, educadores e pesquisadores colaboraram para compor uma força-tarefa multidisciplinar em 2011 e desenvolver diretrizes com o objetivo de melhorar a atenção de idosos no PA. Essas diretrizes, publicadas nos EUA em 2013, representaram a primeira iniciativa formal para caracterizar os atributos essenciais de um PA geriátrico.[1] Posteriormente, em 2021, foram publicadas as Diretrizes Europeias para PA geriátrico, com atualizações em relação à americana, como maior detalhamento da estrutura da equipe de atendimento, incluindo assistência multiprofissional de sobreaviso para resolução de casos complexos, maior foco nas individualidades e preferências de cada paciente, maior fundamentação em evidências científicas para as recomendações apresentadas e detalhamento para organização da transição de cuidados.[1,6]

Ambas as diretrizes incluem recomendações quanto a educação, políticas, infraestrutura e protocolos de atendimento especializado. Seu objetivo principal é oferecer um modelo de atendimento eficiente e seguro, com diminuição de tempo de permanência, taxa de admissão hospitalar, tempo de internação, revisitas à emergência em 30 dias e custos, além de aumento da satisfação com o cuidado.[1,6]

A estrutura de um PA geriátrico deve seguir recomendações quanto à composição das equipes assistenciais, transição de cuidados, educação médica continuada, medidas para controle de qualidade e equipamentos específicos, além de políticas, procedimentos e protocolos institucionais.[1,6] Um dos pontos centrais de um programa de PA geriátrico é o rastreio de todos os pacientes idosos quanto ao risco de evolução desfavorável para alocação de recursos especializados direcionados para prevenção, controle e tratamento das principais síndromes geriátricas.[1,6]

# GRANDES TEMAS

## Rastreio de risco

A necessidade de aprimorar a tomada de decisão quanto a admissão hospitalar, alocação de recursos e alta, nessa população extremamente heterogênea e nesse ambiente de alta demanda e pouco tempo, fez do desenvolvimento de ferramentas prognósticas uma prioridade.[7,8] A triagem de risco tem como objetivo dar suporte à definição de prioridades e designar o local e os recursos mais apropriados para o atendimento. É importante diferenciar a predição de risco por meio de parâmetros de gravidade clínica daquela relacionada à vulnerabilidade geriátrica.[7,8] Existem muitos escores validados para revisar esses primeiros, denominados "escores de alerta precoce", que se baseiam em sinais vitais e outras variáveis obtidas à beira do leito.[6,9]

Em contrapartida, são poucas as ferramentas que acessam os parâmetros de vulnerabilidade na avaliação do PA, entre as quais se incluem o *Identification of Seniors at Risk* (ISAR), a versão flamenga da *Triage Risk Screening Tool* (fTRST), o InterRAI Screener, o *Acutely Presenting Older Patient* (APOP) *Screener* e o escore PRO-AGE.[7,9] Este último foi desenvolvido no Brasil por Curiati et al., em 2020, em uma coorte de idosos atendidos no PA do Hospital Sírio-Libanês, e foi capaz de predizer o risco de admissão hospitalar, internação hospitalar prolongada e óbito intra-hospitalar com boa acurácia.[10] Posteriormente, essa ferramenta foi validada externamente em coorte de pacientes com Covid-19 internados no Hospital das Clínicas da Faculdade de Medicina da Universidade de São Paulo[11] e atualmente está sendo estudada em coortes prospectivas brasileira e americanas. A pontuação e a estratificação de risco do Escore PRO-AGE podem ser vistas no Quadro 1.

QUADRO 1 Escore PRO-AGE

| Variáveis | | Pontuação | |
|---|---|---|---|
| | | Admissão | Internação prolongada |
| ***P**hysical impairment* | Perda funcional aguda | 4 | 2 |
| ***R**ecent hospitalization* | Hospitalização nos últimos 6 meses | 2 | 1 |
| ***O**lder age* | Idade ≥ 90 anos | 1 | 1 |
| ***A**cute mental alteration* | Alteração aguda do estado mental | 3 | 2 |
| ***G**etting thinner* | Perda ≥ 5% do peso no último ano | 2 | 1 |
| *h**E**/**E**xhaustion* | Sexo masculino/ fadiga | 1 *(hE)* | 1 *(Exhaustion)* |
| Total | | 0-13 pontos | 0-8 pontos |
| Interpretação (risco) | | 0: baixo (< 15%)<br>1-2: moderado (15-24%)<br>3-5: alto (25-49%)<br>≥ 6: muito alto (≥ 50%) | 0: muito baixo (< 5%)<br>1-2: baixo (5-9%)<br>3-4: moderado (10-24%)<br>≥ 5: muito alto (≥ 25%) |
| Acurácia (área sob a curva ROC) | | 0,75 | 0,82 – hospitalização prolongada<br>0,89 – óbito intra-hospitalar |

Fonte: Curiati et al. (2020).[10]

## *Delirium*

O *delirium* é uma síndrome cerebral orgânica caracterizada, de acordo com o *Diagnostic and Statistical Manual of Mental Disorders*, quinta edição (DSM-5), por:

- Déficit de atenção e comprometimento da consciência.
- Início agudo, com mudança do estado mental e flutuação dos sintomas no decorrer do dia.
- Distúrbio cognitivo adicional.

O distúrbio não pode ser atribuído a demência preexistente, estabelecida ou em evolução. Deve haver evidências de que o quadro é consequência direta de uma ou mais causas orgânicas. Está associado com maior mortalidade, maiores custos hospitalares, internação prolongada e declínio cognitivo e funcional.

Estudos prévios demonstraram que aproximadamente 10% dos idosos no serviço de PA apresentam *delirium*, porém apenas 1 em cada 6 casos é identificado.[12]

*Delirium* pode ser dividido em hiperativo, hipoativo e misto, de acordo com o comportamento psicomotor do paciente, sendo o hipoativo o mais prevalente, o mais frequentemente subdiagnosticado e o de pior prognóstico.[12] O não reconhecimento do *delirium* no PA é frequente e pode resultar em falha na alocação de recursos e prejuízo ao paciente, uma vez que, quanto mais prolongado, pior o desfecho.[12] Além disso, o paciente em *delirium* tem maior dificuldade para compreender as recomendações de alta e aderir aos medicamentos, com maior risco de retorno não planejado ao PA.[12]

A ferramenta *Confusion Assessment Method* (CAM) foi desenvolvida com o objetivo de proporcionar um método rápido e preciso para detectar *delirium* e que pudesse ser aplicado por clínicos e pesquisadores sem formação psiquiátrica. Sua versão curta, com 4 itens, é comumente usada para rastreio, enquanto sua versão longa, com 10 itens, é preferida para confirmação diagnóstica, classificação e uso em pesquisa. Descrição da versão curta pode ser encontrada no Quadro 2.[12]

QUADRO 2 *Confusion Assessment Method* (CAM)

| |
|---|
| 1. Início agudo e curso flutuante. |
| 2. Distúrbio de atenção. |
| 3. Pensamento desorganizado. |
| 4. Alteração do nível de consciência. |
| O diagnóstico de *delirium* requer resposta afirmativa para os itens 1 e 2, mais pelo menos um entre os itens 3 e 4. |

A prevenção é a estratégia mais efetiva para reduzir a incidência de *delirium*. Por isso, protocolos de orientação têmporo-espacial, terapia ocupacional, redução da poluição sonora, iluminação natural, ajustes nos horários de prescrição, estímulo à deambulação, acesso a óculos e próteses auditivas, monitorização do uso de medicações com efeito no sistema nervoso central e treinamento de profissionais e familiares para reconhecimento são condutas importantes a serem implementadas.[12]

O principal objetivo do cuidado é identificar e tratar causas subjacentes. Medidas não farmacológicas incluem: ambiente tranquilo e seguro; higiene do sono; remoção de sondas e cateteres sempre que possível; e não utilizar contenção mecânica. Porém, quando sintomas comportamentais e emocionais não são responsivos aos métodos não farmacológicos, antipsicóticos de meia-vida curta e em dose baixa, como quetiapina 12,5 a 25 mg por via oral ou haloperidol 0,5 a 1 mg por via injetável, são recomendados para seu manejo.[12]

## Polifarmácia, medicamentos potencialmente inapropriados e eventos adversos

O envelhecimento está associado a mudanças na composição corporal e na fisiologia, com impacto na farmacocinética (absorção, distribuição, metabolismo e excreção) e na farmacodinâmica (efeitos fisiológicos) dos medicamentos, o que torna a prescrição para a população idosa especialmente desafiadora.[13]

Nesse contexto, alguns medicamentos podem ser considerados potencialmente inapropriados em idosos quando seus riscos excedem os benefícios esperados, com chance aumentada de reações adversas nesses pacientes.[14] Em um PA geriátrico, foi evidenciado que 66% dos pacientes faziam uso de pelo menos um medicamento potencialmente inapropriados todos os dias, sendo as medicações mais prevalentes inibidores da bomba de próton, benzodiazepínicos, ácido acetilsalicílico e antipsicóticos.[14]

Polifarmácia é convencionalmente definida como o uso de 5 ou mais medicamentos por um mesmo indivíduo. Além de ser um fator de risco para prescrição inapropriada, também está associada a maior risco de interações medicamentosas, reações adversas a medicamentos (RAM) e má adesão. Estima-se que cerca de 45% dos idosos admitidos em serviço de PA apresentam polifarmácia, dos quais 39% apresentariam risco aumentado de reações adversas.[13]

As complicações induzidas por medicamentos em idosos são responsáveis por 7 a 11% de suas visitas ao PA e contribuem com 12 a 17% de suas admissões hospitalares. Um terço das reações podem ser complicadas.[14]

Medicações inapropriadas para idosos podem ser avaliadas por meio de instrumentos que utilizam critérios implícitos, baseados em julgamento clínico, ou explícitos, fundamentados em padrões predeterminado, como o critério de Beers[15] e os critérios *Screening Tool of Older Persons' Potentially Inappropriate Prescriptions* (Stopp/Start), conforme apresentado no Quadro 3.

QUADRO 3 Critérios de Beers da American Geriatrics Society (2019)

| Grupos | Exemplos |
|---|---|
| Medicamentos inapropriados que devem ser evitados na maior parte dos idosos | Dexclorfeniramina, dimenidrato, difenidramina, meclizina, amitriptilina, clomipramina, imipramina, nortriptilina, paroxetina, antipsicóticos (primeira e segunda gerações), alprazolam, lorazepam, clonazepam, diazepam, zolpidem, metoclopramida, óleo mineral, inibidores de bomba de próton, diclofenaco, ibuprofeno, meloxicam, naproxeno, piroxicam, carisoprodol, ciclobenzaprina. |
| Medicamentos considerados potencialmente inadequados para aqueles com certas doenças ou síndromes | ▪ *Delirium* (anticolinérgicos, benzodiazepínicos, coricosteroides, zolpidem e antagonistas do receptor H2).<br>▪ Síndromes demenciais (anticolinérgicos, benzodiazepínicos, zolpidem e antipsicóticos).<br>▪ Quedas (anticonvulsivantes, antipsicóticos, benzodiazepínicos, zolpidem, antidepressivos tricíclicos, opioides).<br>▪ Insuficiência cardíaca (anti-inflamatórios não hormonais, bloqueadores de canais de cálcio não di-hidropiridínicos, tiazolidinedionas, cilostazol), doença de Parkinson (antieméticos, antipsicóticos). |
| Medicamentos que devem ser utilizados com cautela | Ácido acetilsalicílico, antipsicóticos, diuréticos, carbamazepina, mirtazapina, inibidores de recaptação de serotonina, duais, tricíclicos, dabigratana, rivaroxabana, sulfametoxazol/trimetoprim. |
| Interações medicamentosas com potencial clínico relevante | Antidepressivos, antipsicóticos, benzodiazepínicos e varfarina. |
| Medicamentos que devem ser evitados ou ajustados pela função renal | Apixabana, rivaroxabana, dabigratana, gabapentina, ranitidina, ciprofloxacino, sulfametoxazol/trimetoprim. |

A possibilidade de uma RAM deve ser sempre lembrada na avaliação de idosos no PA, e novos sintomas devem ser relacionados a medicamentos até que se prove o contrário.

## Quedas

Quedas podem ser definidas como um "deslocamento não intencional do corpo para um nível inferior à posição inicial com incapacidade de correção em tempo hábil, determinado por circunstâncias multifatoriais comprometendo a estabilidade". A cada ano, cerca de 33% dos adultos residentes na comunidade com mais de 65 anos sofrem quedas, percentual que aumenta para 50% para aqueles com mais de 80 anos, com um quinto dessas ocorrências levando a lesões.[16] Mesmo traumas menores, como quedas da própria altura, podem causar declínio funcional, visitas ao PA, diminuição da qualidade de vida e aumento da mortalidade, de modo que aproximadamente um terço dos pacientes idosos com queda que recebem alta do departamento de emergência apresenta um desses desfechos em 3 meses.[17] Entre 36 e 50% dos pacientes apresentam um evento adverso dentro de 1 ano após uma queda.[17]

Seus fatores de risco podem ser decorrentes tanto de problemas do sistema esquelético, afecções neurológicas e alterações fisiológicas como de condições externas, em que mecanismos de estabilidade podem ser afetados. Nesse sentido, pode-se classificar fatores de risco para quedas entre extrínsecos (fatores externos, ambientais) e intrínsecos (condições de saúde ou comportamentais), conforme descrito no Quadro 4.

QUADRO 4 Fatores de risco intrínsecos e extrínsecos para quedas

| Intrínsecos | Extrínsecos |
|---|---|
| ▪ > 75 anos.<br>▪ Sexo feminino.<br>▪ Declínio cognitivo.<br>▪ Déficits comunicativos.<br>▪ Distúrbios de marcha.<br>▪ Antecedentes de queda.<br>▪ Fármacos.<br>▪ Condição clínica.<br>▪ Hipotensão postural.<br>▪ Declínio funcional. | ▪ Má iluminação.<br>▪ Pisos escorregadios.<br>▪ Tapetes.<br>▪ Calçados inadequados.<br>▪ Irregularidade no piso/obstáculos.<br>▪ Mobiliário inadequado. |

Na avaliação inicial, devem-se diferenciar as quedas acidentais daquelas de causa secundária, ou seja, associadas a uma condição subjacente, por meio da anamnese com o idoso e com o acompanhante, visando caracterizar as circunstâncias associadas à queda e explorar diagnósticos diferenciais potencialmente graves que exijam condutas imediatas. Além disso, também é importante investigar as medicações em uso.

A avaliação também deverá ser iniciada com avaliação de sinais vitais, exame clínico dirigido ao trauma, exame neurológico e exames complementares mínimos, incluindo: laboratoriais (hemograma, ureia, creatinina), eletrocardiograma e radiografia de tórax, além daqueles direcionados para a suspeita clínica e para rastreio de fraturas (exames de imagem). Existem diversas sugestões de fluxogramas para manejos de quedas no PA, porém a abordagem geriátrica de modo geral inclui avaliação de possíveis etiologias clínicas, monitorização de instabilidades, abordagem preventiva para novas quedas, correção do fator precipitante, quando possível, e avaliação de necessidade de internação hospitalar.

## Apresentações atípicas de doenças

Pacientes idosos frequentemente não apresentam sinais ou sintomas habituais de determinada doença, e sim uma apresentação vaga, alterada ou com falta de sintomas, conforme definiram Limpawattana et al. em 2015.[18] Essas apresentações atípicas de doenças, como foram denominadas, ocorrem em até 53% dos idosos atendidos no PA e estão associadas a erros e subdiagnóstico, com impacto negativo no desfecho desses pacientes, como maior risco de hospitalização e mortalidade intra-hospitalar.[19]

Dentre os idosos com apresentações atípicas de doença, a maioria se manifesta na forma de uma síndrome geriátrica, principalmente quedas, alteração do estado mental, redução do apetite e da ingesta hídrica, declínio funcional, mobilidade reduzida, cansaço e incontinência urinária, sendo frequentemente ausentes sintomas típicos como dor e febre.

O treinamento adequado da equipe é necessário para o reconhecimento de apresentações atípicas de doença, a fim de garantir uma avaliação adequada, geriátrica e completa, o que deve promover tratamento adequado e melhorar o atendimento da emergência nos idosos.

## Referências bibliográficas

1. American College of Emergency Physicians; American Geriatrics Society; Emergency Nurses Association; Society for Academic Emergency Medicine; Geriatric Emergency Department Guidelines Task Force. Geriatric emergency department guidelines. Ann Emerg Med. 2014;63(5):e7-25.
2. Aminzadeh F, Dalziel WB. Older adults in the emergency department: a systematic review of patterns of use, adverse outcomes, and effectiveness of interventions. Ann Emerg Med. 2002;39(3):238-47.
3. Miranda G, Mendes A, Silva A. Population aging in Brazil: current and future social challenges and consequences. Rev Bras Geriatr Gerontol. 2016; p.1-6.
4. World Health Organization (WHO). World Population Prospects. 2019.
5. Melo-Silva A, Mambrini J, Souza-Junior P, Bof de Andrade F, Lima-Costa M. Hospitalizações entre adultos mais velhos: resultados do ELSI-Brasil. Rev Saude Publica. 2018; p.1-3.
6. Lucke JA, Mooijaart SP, Heeren P, Singler K, McNamara R, Gilbert T, et al. Providing care for older adults in the emergency department: expert clinical recommendations from the European Task Force on Geriatric Emergency Medicine. Eur Geriatr Med. 2022;13(2): 309-17.
7. Carpenter CR, Shelton E, Fowler S, Suffoletto B, Platts-Mills TF, Rothman RE, et al. Risk factors and screening instruments to predict adverse outcomes for undifferentiated older

emergency department patients: a systematic review and meta-analysis. Acad Emerg Med. 2015;22(1):1-21.

8. Carpenter CR, Mooijaart SP. Geriatric screeners 2.0: time for a paradigm shift in emergency department vulnerability research. J Am Geriatr Soc. 2020;68(7):1402-5.
9. van Dam CS, Moss N, Schaper SA, Trappenburg MC, Ter Wee MM, Scheerman K, et al. Screening instruments for identification of vulnerable older adults at the emergency department: a critical appraisal. Acute Med. 2018;17(3):124-9.
10. Curiati PK, Gil-Junior LA, Morinaga CV, Ganem F, Curiati JAE, Avelino-Silva TJ. Predicting hospital admission and prolonged length of stay in older adults in the emergency department: the PRO-AGE scoring system. Ann Emerg Med. 2020;76(3):255-65.
11. Aliberti MJR, Covinsky KE, Garcez FB, Smith AK, Curiati PK, Lee SJ, et al. A fuller picture of covid-19 prognosis: the added value of vulnerability measures to predict mortality in hospitalised older adults. Age Ageing. 2021;50(1):32-9.
12. Kennedy M, Enander RA, Tadiri SP, Wolfe RE, Shapiro NI, Marcantonio ER. Delirium risk prediction, healthcare use and mortality of elderly adults in the emergency department. J Am Geriatr Soc. 2014;62(3):462-9.
13. Banerjee A, Mbamalu D, Ebrahimi S, Khan AA, Chan TF. The prevalence of polypharmacy in elderly attenders to an emergency department: a problem with a need for an effective solution. Int J Emerg Med. 2011;4(1).
14. Martini ID, Correa FG, Castelo PR, Morinaga CV, Gil-Junior LA, Aliberti MJR, et al. Potentially inappropriate medications in older adults visiting a geriatric emergency department. J Am Geriatr Soc. 2022.
15. By the 2019 American Geriatrics Society Beers Criteria® Update Expert Panel. American Geriatrics Society 2019 Updated AGS Beers Criteria® for Potentially Inappropriate Medication Use in Older Adults. J Am Geriatr Soc. 2019;67(4):674-94.
16. Stalenhoef P, Crebolder H, Knottnerus J, Horst M. Incidence, risk factors and consequences of falls among elderly subjects living in the community: a criteria-based analysis. European Journal of Public Health. 1997; p.328-34.
17. Carpenter CR, Cameron A, Ganz DA, Liu S. Older Adult falls in emergency medicine: a sentinel event. Clin Geriatr Med. 2018;34(3):355-67.
18. Limpawattana P, Phungoen P, Mitsungnern T, Laosuangkoon W, Tansangworn N. Atypical presentations of older adults at the emergency department and associated factors. Arch Gerontol Geriatr. 2016;62:97-102.
19. Hofman MR, van den Hanenberg F, Sierevelt IN, Tulner CR. Elderly patients with an atypical presentation of illness in the emergency department. Neth J Med. 2017;75(6): 241-6.

# 2

# Avaliação prognóstica e proporcionalidade

Fernanda Sena Rabelo Santos
Mariana Cincerre Paulino
Vinícius Barbosa de Oliveira Silva

## INTRODUÇÃO

Os serviços de pronto atendimento (PA) prestam papel relevante para população idosa, constituindo um centro de tratamento de urgências e emergências, além de ponto de entrada para o cuidado agudo de alta complexidade e para o acesso a serviços continuados de atenção à saúde.

Existem particularidades no atendimento de emergência ao paciente idoso. Isso acontece devido à maior frequência de multimorbidade, à presença de polifarmácia e à presença de manifestações clínicas atípicas das doenças. Com isso, frequentemente são necessários mais recursos na investigação diagnóstica e terapêutica que em faixas etárias mais novas. Em idosos, os problemas de saúde em geral não refletem apenas um órgão ou sistema, mas apresentam um padrão multifatorial que se correlaciona inclusive aos aspectos sociais e psicológicos do indivíduo.

Dessa forma, é clara a necessidade de um atendimento individualizado para a população idosa, com aplicação de instrumentos que identifiquem suas principais demandas, detectem a presença de grandes síndromes geriátricas e tracem um plano de cuidados multidisciplinar.

A necessidade de aprimorar a tomada de decisão quanto à internação hospitalar, alocação de recursos e planejamento da alta de internação na população idosa fez com que o desenvolvimento de instrumentos prognósticos se tornasse uma prioridade no cenário de PA. Esses instrumentos devem ser capazes de identificar os pacientes com maior risco para desfechos potencialmente desfavoráveis e que, assim, teriam maior benefício em receber intervenções geriátricas e gerontológicas.

Os escores preditores de risco se dividem em dois grupos: os que levam em conta parâmetros clínicos de gravidade da doença e os que avaliam a vulnerabilidade geriátrica.

## AVALIAÇÃO DA GRAVIDADE CLÍNICA

O escore de validade clínica mais utilizado, com maior validação pela literatura e, portanto, que será explorado neste capítulo, é o *National Early Warning Score* (NEWS) 2, mostrado no Quadro 1.

Trata-se de escore de alerta precoce, cujo objetivo é reconhecer pacientes com alto risco de deterioração do estado de saúde. Consiste na avaliação de frequência respiratória, saturação de oxigênio, pressão arterial sistólica, frequência cardíaca, nível de consciência ou estado confusional novo e temperatura, sendo cada parâmetro pontuado conforme correlação com gravidade clínica. A pontuação varia entre 0 e 20, sendo o risco clínico classificado como baixo de 0 a 4, baixo-médio de 0 a 4 com presença de escore 3 em um dos parâmetros, médio de 5 a 6 e alto de 7 a 20. Apresenta relação direta com mortalidade em 30 dias, com risco de 5,5% se 0 a 4 pontos, 11,3% se 5 a 6 pontos, 13,3% se 7 a 8 pontos e 27,6% se 9 ou mais pontos. Em 2020, o NEWS 2 foi validado para o português brasileiro, tornando-se uma nova referência para a triagem segura do paciente.

## AVALIAÇÃO DA VULNERABILIDADE GERIÁTRICA

Independentemente da gravidade da doença clínica aguda que levou o paciente ao serviço de urgência, vários fatores são tão importantes quanto sua gravidade pontual, relacionadas a determinados parâmetros associados ao envelhecimento, como disfunção cognitiva, problemas de mobilidade, polifarmácia, fragilidade e isolamento social.

Instrumentos de triagem de vulnerabilidade buscam identificar pacientes no PA com maior probabilidade de se beneficiar de avaliação adicional com avaliação geriátrica ampla. Com isso, podem-se definir novos diagnósticos multidimensionais e interdisciplinares, de modo a desenvolver um plano integrado e coordenado de tratamento e acompanhamento de longo prazo.

QUADRO 1 *National Early Warning Score 2* (NEWS 2) – versão brasileira

| Parâmetros fisiológicos | Pontuação | | | | | | |
|---|---|---|---|---|---|---|---|
| | 3 | 2 | 1 | 0 | 1 | 2 | 3 |
| Frequência respiratória (por minuto) | ≤ 8 | | 9-11 | 12-20 | | 21-24 | ≥ 25 |
| $SpO_2$% – Escala 1 | ≤ 91 | 92-93 | 94-95 | ≥ 96 | | | |
| $SpO_2$% – Escala 2 | ≤ 83 | 84-85 | 86-87 | 88-92 ≥ 93 em ar ambiente | 93-94 com oxigênio | 95-96 com oxigênio | ≥ 97 com oxigênio |
| Ar ambiente ou oxigênio/ | | Oxigênio | | Ar ambiente | | | |
| Pressão arterial sistólica (mmHg) | ≤ 90 | 91-100 | 101-110 | 111-219 | | | ≥ 220 |
| Pulso (por minuto) | ≤ 40 | | 41-50 | 51-90 | 91-110 | 111-130 | ≥ 131 |
| Consciência | | | | Alerta | | | Confusão aguda. Resposta à voz ou dor irresponsiva. |
| Temperatura (°C) | ≤ 35 | | 35,1-36 | 36,1-38 | 38,1-39 | ≥ 39,1 | |

Fonte: National Early Warning Score 2 (NEWS 2). Royal College of Physicians 2017. Adaptação transcultural para o português. Brasil, 2018.

Alguns desses instrumentos de triagem são o ISAR (*Identification of Senior at Risk* – respondida pelo paciente – Quadro 2) e o TRST (*Triage Risk Screening Tool* – respondida pela enfermagem – Quadro 3). Esses instrumentos têm pontuação de 0 a 6 pontos, sendo que a pontuação ≥ 2 indica alto risco de eventos adversos.

Mais recentemente, em 2020, foi desenvolvido no Brasil, por Curiati et al., um instrumento denominado PRO-AGE (Quadro 4), um modelo de avaliação capaz de rastrear pacientes vulneráveis, com maior risco de desfechos desfavoráveis que buscam atendimento em serviço de PA. O instrumento consiste em 6 variáveis clínicas facilmente acessadas pelos profissionais de saúde:

1. Perda funcional (4 pontos).
2. Hospitalização nos últimos 6 meses (2 pontos).
3. Idade ≥ 90 anos (1 ponto).
4. Alteração aguda do estado mental (3 pontos).
5. Perda de peso (2 pontos).
6. Sexo masculino (1 ponto).

QUADRO 2 ISAR (pacientes > 65 anos): identificação do idoso em risco

| | Não | Sim |
|---|---|---|
| 1. Antes deste problema de saúde que o(a) trouxe aqui, você precisava da ajuda de alguém nas tarefas do dia a dia? | 0 | 1 |
| 2. Depois deste problema de saúde que o(a) trouxe aqui, você tem precisado de mais ajuda do que antes para cuidar de si mesmo(a)? | 0 | 1 |
| 3. Você ficou internado(a) em um hospital por pelo menos uma noite nos últimos 6 meses (excluindo permanência em unidade de pronto atendimento ou emergência)? | 0 | 1 |
| 4. Em geral, você tem algum problema sério de visão que não pode ser corrigido com óculos? | 0 | 1 |
| 5. Em geral, você tem problemas sérios com a sua memória? | 0 | 1 |
| 6. Você toma mais de 5 tipos de remédio diariamente? | 0 | 1 |

QUADRO 3 TRST – *Triage Risk Screening Tool*

| | Não | Sim |
|---|---|---|
| 1. História de prejuízo cognitivo (recordação pobre ou desorientação). | 0 | 1 |
| 2. Dificuldade para transferência, caminhar ou quedas recentes. | 0 | 1 |
| 3. Utiliza 5 ou mais medicamentos. | 0 | 1 |
| 4. Realizou visita ao pronto atendimento nos últimos 30 dias ou teve hospitalização nos últimos 3 meses. | 0 | 1 |
| 5. Mora sozinho e/ou não tem cuidador disponível se necessário. | 0 | 1 |
| 6. Recomendações da equipe de saúde para solucionar diferentes problemas de saúde (risco de desnutrição ou perda de peso, déficits sensoriais, não adesão terapêutica, sintomas depressivos). | 0 | 1 |

QUADRO 4 Escore PRO-AGE

| Variáveis | | Pontuação | |
|---|---|---|---|
| | | Admissão | Internação prolongada |
| *Physical* | Perda funcional | 4 | 2 |
| *Recent hospitalization* | Hospitalização nos últimos 6 meses | 2 | 1 |
| *Older age* | Idade ≥ 90 anos | 1 | 1 |
| Acute mental alteration | Alteração aguda do estado mental | 3 | 2 |
| Getting thinner | Perda ≥ 5% do peso no último ano | 2 | 1 |
| *hE/Exhaustion* | Sexo masculino/fadiga | 1 *(hE)* | 1 *(Exhaustion)* |
| Total | | 0-13 pontos | 0-8 pontos |

(continua)

QUADRO 4 Escore PRO-AGE *(continuação)*

| Variáveis | Pontuação | |
|---|---|---|
| | Admissão | Internação prolongada |
| Interpretação (risco) | 0: baixo (< 15%)<br>1-2: moderado (15-24%)<br>3-5: alto (25-49%)<br>≥ 6: muito alto (≥ 50%) | 0: muito baixo (< 5%)<br>1-2: baixo (5-9%)<br>3-4: moderado (10-24%)<br>≥ 5: muito alto (≥ 25%) |
| Acurácia (área sob a curva ROC) | 0,75 | 0,82 – hospitalização prolongada<br>0,89 – óbito intra-hospitalar |

Fonte: Curiati et al., 2020.

O PRO-AGE foi capaz de predizer os desfechos de admissão hospitalar, de internação prolongada e óbito intra-hospitalar em pacientes que buscam o PA com boa acurácia. Essas variáveis, com suas devidas pontuações, geram notas totais categorizadas em duas variações do escore PRO-AGE, uma que prediz risco de internação hospitalar (PRO-AGE Adm) e outra que prediz o risco de internação hospitalar prolongada (PRO-AGE LoS).

Mais recentemente, em 2022, Silva et al. mostraram que o escore PRO-AGE LoS também é útil para predizer o risco de deterioração clínica intra-hospitalar com transferência não prevista para leito de terapia intensiva, como no caso de pacientes que chegam à emergência com indicação de internação hospitalar, mas sem critérios de transferência para leitos críticos, e que pioram ao longo da internação, com necessidade de transferência para UTI. Isso mostra que a vulnerabilidade geriátrica é importante fator determinante do adoecimento de idosos, tanto em curto quanto em médio e longo prazo.

Outro dos instrumentos para rastreio de vulnerabilidades no PA é a Avaliação Geriátrica Compacta de 10 Minutos (AGC-10) ou *10-Minute Targeted Geriatric Assessment* (10-TaGA), que foi validado para uso em ambiente de hospital dia geriátrico em 2018 por Aliberti et al. (Figura 1). O instrumento é baseado na Avaliação Geriátrica Ampla (AGA) e realiza triagem em 10 minutos de 10 domínios, permitindo a detecção das principais síndromes geriátricas, sendo eles: suporte social, internações recentes, quedas, número de medicamentos, atividades de vida diária, cognição, autoavaliação de saúde, sintomas depressivos, estado nutricional e velocidade da marcha. Em pesquisas anteriores, a pontuação na 10-TaGA mostrou excelente precisão na identificação de indivíduos frágeis no contexto de um ambiente de cuidados intensivos. A 10-TaGA prediz com boa confiabilidade:

- Tempo até o óbito.
- Tempo até internação hospitalar.
- Tempo até perda funcional.

| | | Pontos |
|---|---|---|
| **Suporte Social** | Mora com quem? — Sozinho [pergunta abaixo] — Familiar ou ☐ cuidador [0,0] — Institucionalizado [0,5]<br>Se ficasse de cama, com que frequência contaria com alguém para ajudá-lo(a)? *(apenas para quem mora sozinho)* — ☐ Sempre ou ☐ quase sempre (0,5) — ☐ Às vezes, ☐ raramente ou ☐ nunca (1,0) | ____ |
| **Uso do Sistema de Saúde**<br>Nos últimos seis meses | Nenhum [0,0] — Visita ao pronto atendimento apenas [0,5] — Internação hospitalar [1,0] | ____ |
| **Quedas**<br>No último ano | Sem quedas [0,0] — 1 queda [0,5] — ≥ 2 quedas [1,0] | ____ |
| **Medicações**<br>Número em uso contínuo | < 5 [0,0] — 5-9 [0,5] — ≥ 10 [1,0] — N. med. ______ | ____ |
| **Funcionalidade** | Avaliação baseada no índice de Katz (atividades básicas de vida diária) — NÃO / SIM<br>Tomar banho: Realiza sem assistência ou recebe ajuda apenas para uma parte do corpo. — 1 / 0<br>Vestir-se: Pega as roupas e se veste completamente sem ajuda, exceto para amarrar os sapatos. — 1 / 0<br>Vaso sanitário: Vai ao banheiro, limpa-se e ajeita as roupas sem ajuda (pode usar dispositivo de apoio e urinol à noite). — 1 / 0<br>Transferência: Deita-se e sai da cama, senta-se e levanta-se da cadeira sem ajuda (pode usar dispositivos de apoio). — 1 / 0<br>Continência: Controla inteiramente a micção e a evacuação. — 1 / 0<br>Alimentação: Alimenta-se sem ajuda ou recebe assistência apenas para cortar a carne ou passar manteiga no pão. — 1 / 0<br>[0,0] 0 ponto — [0,5] 1-2 pontos — [1,0] ≥ 3 pontos | ____ |
| **Cognição** | Avaliação baseada no *10-Point Cognitive Screener* (10-CS)<br>Orientação: ☐ dia do mês ☐ mês ☐ ano<br>Aprendizado: CARRO – VASO – TIJOLO (até 3 tentativas se necessário; não pontua)<br>Fluência (animais em 60s): ☐ 0-5 = 0 — ☐ 6-8 = 1 — ☐ 9-11 = 2 — ☐ 12-14 = 3 — ☐ ≥ 5 = 4<br>1. ____ 2. ____ 3. ____ 4. ____ 5. ____ 6. ____ 7. ____ 8. ____<br>9. ____ 10. ____ 11. ____ 12. ____ 13. ____ 14 ____ 15. ____ 16. ____<br>Evocação: ☐ carro ☐ vaso ☐ tijolo<br>Pontuação bruta: ____ /10<br>Pontuação ajustada: ____ /10 *(+ 2 se escolaridade = 0; +1 se escolaridade = 1-3 anos; máximo 10)*<br>[0,0] ≥ 8 pontos — [0,5] 6-7 pontos — [1,0] 0-5 pontos | ____ |
| **Autoavaliação**<br>☐ Incapaz<br>*(se 10-CS Bruto = 0)* | Como você considera a sua saúde geral?<br>Muito ruim [1,0] — Ruim [1,0] — Razoável [0,5] — Boa [0,0] — Muito boa [0,0] | ____ |
| **Sintomas depressivos**<br>☐ Incapaz<br>*(se 10-CS Bruto = 0)* | Avaliação baseada na Escala de Depressão Geriátrica de 4 itens — NÃO / SIM<br>Você está satisfeito com a sua vida? — 1 / 0<br>Você abandonou muitas das suas atividades e dos seus interesses? — 0 / 1<br>Você se sente feliz a maior parte do tempo? — 1 / 0<br>Você prefere ficar em casa em vez de sair e fazer coisas novas? — 0 / 1<br>[0,0] 0-1 ponto — [0,5] 2 pontos — [1,0] 3-4 pontos | ____ |
| **Nutrição** | Perda de peso (≥ 4,5 kg no último ano): ☐ NÃO ☐ SIM — Peso último ano: ______ kg<br>Peso atual: ______ kg — Altura: ______ m — IMC: ______ kg/m² — CP: ______ cm<br>*Se não for possível utilizar a balança em razão de imobilidade, substitua o IMC por circunferência da panturrilha (CP), sendo CP < 31 cm alterada.*<br>[0,0] sem a perda de peso e IMC ≥ 22 — [0,5] ☐ com a perda de peso ou ☐ IMC < 22 — [1,0] com a perda de peso e IMC < 22 | ____ |
| **Velocidade de marcha** | Caminhar 4,5 m duas vezes e considerar o melhor tempo.<br>Tempo 1: ______ segundos — Tempo 2: ______ segundos<br>[0,0] ≤ 4,4s (> 1 m/s) — [0,5] 4,5-7,5s (0,6-1 m/s) — [1,0] ≥ 7,6s (< 0,6 m/s) ou ☐ incapaz | ____ |
| | SOMA TOTAL | |
| | ÍNDICE AGC-10<br>(soma total dividida pelo n. de itens avaliados) | |

FIGURA 1 Avaliação Geriátrica Compacta de 10 Minutos (AGC-10): instruções para administração e pontuação do instrumento.

## AVALIAÇÃO DA PROPORCIONALIDADE E CUIDADOS PALIATIVOS

Outro grupo de instrumentos útil na tomada de decisão em face de idosos em situações agudas são aqueles que predizem desfechos desfavoráveis e indicação de cuidados paliativos. O SPICT-BR (*Supportive and Palliative Care Indicators Tool*) é uma ferramenta para auxílio na identificação de pacientes que estão sob o risco de deterioração clínica e com indicação de cuidados paliativos. Foi desenvolvida em 2010 sob a liderança dos Drs. Kristy Boid e Scott Murray pela Universidade de Edimburgo e traduzida no Brasil pelo Dr. Santiago Correia (Quadro 5).

O SPICT-BR é uma ferramenta simples que visa reconhecer facilmente pacientes em deterioração clínica, que se beneficiariam de encaminhamento ao cuidado paliativo especializado e planejamento avançado de cuidados. Com isso, podem-se rever os objetivos de cuidado, buscando intervenções com foco na qualidade de vida que sejam implementadas o mais precocemente possível no curso da trajetória da doença. A elaboração de plano avançado de cuidados pode diminuir internações não planejadas e o tempo de internação hospitalar.

O SPICT-BR é constituído de 6 indicadores gerais de piora de saúde e indicadores específicos de cada grupo de doença (câncer, demência/fragilidade, doença neurológica, doença cardiovascular, doença respiratória, doença renal, doença hepática).

No Brasil, 1 a 2% da população na atenção primária encontra-se no último ano de vida ou aproximando-se dele, e 30% dos pacientes hospitalizados morrem dentro de 1 ano. Assim, possivelmente de 2 a 4 milhões de pessoas são elegíveis à instituição de cuidados paliativos, sendo o SPICT-BR uma ferramenta que auxilia a identificar essa população, tanto na atenção primária quanto no ambiente hospitalar.

Sabe-se também que os pacientes com doenças graves não malignas que faleceram em 12 meses têm maior frequência dos indicadores gerais do SPICT, além de maior risco de visitas ao pronto-socorro, sintomas persistentes e maior necessidade de cuidados médicos.

Incluído no SPICT-BR encontra-se o REDMAP, que é um guia de 6 passos para conversas sobre planejamento de cuidados com pessoas cuja saúde está se deteriorando e seus familiares (Quadro 6). Ao longo da abordagem, visa-se discutir possíveis benefícios e malefícios relacionados a exames complementares e terapias (como antibióticos, cirurgias, tratamentos oncológicos, nutrição artificial e oxigenoterapia), além de expor quais procedimentos não seriam efetivos ou não teriam o desfecho esperado.

QUADRO 5 SPICT-BR (*Supportive and Palliative Care Indicators Tool*)

O SPICT é um guia para identificação de pessoas sob o risco de deterioração e morrendo. Avaliar esse grupo de pessoas para necessidade de suporte e cuidados paliativos.

**Procure por indicadores gerais de piora da saúde.**

- Internações hospitalares não programadas.
- Capacidade funcional ruim ou em declínio com limitada reversibilidade (a pessoa passa mais de 50% do dia na cama ou cadeira).
- Dependente de outros para cuidados pessoais por problemas físicos e/ou de saúde mental. É necessário maior suporte para o cuidador.
- Perda de peso significativa nos últimos 3-6 meses e/ou um baixo IMC.
- Sintomas persistentes apesar do tratamento otimizado nas condições de base.
- A pessoa ou sua família solicita cuidados paliativos, interrupção ou limitação do tratamento ou foco na qualidade de vida.

**Procure por quaisquer indicadores clínicos de uma ou mais das condições avançadas.**

**Câncer**

Capacidade funcional em declínio decorrente da progressão do câncer.

Estado físico muito debilitado para tratamento do câncer ou tratamento para controle dos sintomas.

**Demência/fragilidade**

Incapaz de vestir-se, caminhar ou comer sem ajuda.

Redução da ingestão de alimentos e líquidos e dificuldades na deglutição.

Incontinência urinária e fecal.

Incapaz de manter contato verbal; pouca interação social.

Fratura do fêmur; múltiplas quedas.

Episódios frequentes de febre ou infecções; pneumonia aspirativa.

**Doença neurológica**

Deterioração progressiva da capacidade física e/ou da função cognitiva mesmo com terapia otimizada.

Problemas da fala com dificuldade progressiva de comunicação e/ou deglutição.

Pneumonia aspirativa recorrente; falta de ar ou insuficiência respiratória.

**Doença cardiovascular**

Classe funcional III/IV de NYHA – insuficiência cardíaca ou doença coronariana extensa e intratável com:

- Falta de ar ou dor precordial em repouso ou aos mínimos esforços.

Doença vascular periférica grave e inoperável.

**Doença respiratória**

Doença respiratória crônica grave com:

- Falta de ar em repouso ou aos mínimos esforços entre as exacerbações.

Necessidade de oxigenioterapia por longo prazo.

Já precisou de ventilação para insuficiência respiratória ou ventilação é contraindicada.

**Doença renal**

Estágios 4 e 5 de doença renal crônica (TFG < 30 mL/min) com piora clínica.

Insuficiência renal complicando outras condições irritantes ou tratamentos.

Decisão de suspender a diálise por piora clínica ou intolerância ao tratamento.

**Doença hepática**

Cirrose avançada com uma ou mais complicações no último ano:

- Ascite resistente a diuréticos.
- Encefalopatia hepática.
- Síndrome hepatorrenal.
- Peritonite bacteriana.
- Sangramentos recorrentes de varizes esofágicas.

Transplante hepático é contraindicado.

Deterioração e sob o risco de morrer de qualquer outra condição ou complicação que não seja reversível.

**Revisar o cuidado atual e planejar o cuidado para o futuro.**

- Reavalie o tratamento atual e a medicação para que o paciente receba o cuidado otimizado.
- Considere o encaminhamento para avaliação de um especialista se os sintomas ou necessidades forem complexos e difíceis de manejar.
- Entrar em acordo sobre os objetivos do cuidado atual e futuro e planejar o cuidado com a pessoa e sua família.
- Planejar com antecedência caso a pessoa esteja em risco de perda cognitiva.
- Registre em prontuário, comunique e coordene o plano geral de cuidados.

SPICT™, abril 2016.
Para mais informações e atualizações, acessar: www.spict.org.uk.

Além disso, essas ferramentas auxiliam a empoderar o indivíduo a designar pessoas de confiança para tomar decisões quando ele próprio não tiver mais essa capacidade, para representá-lo nas discussões de preferências sobre seu fim de vida e seus valores.

QUADRO 6 REDMAP: planejando cuidados

| | | |
|---|---|---|
| R | *Ready* | "Podemos conversar sobre sua saúde + cuidados?" |
| E | *Expect* | "O que você sabe sobre sua doença e o que deseja saber?" |
| D | *Diagnosis* | "O que já sabemos/o que não sabemos." |
| M | *Matters* | "O que é importante para você/seus valores." |
| A | *Actions* | "O que podemos fazer?" |
| P | *Plan* | "Vamos traçar um plano de cuidados." |

## CONCLUSÃO

O ambiente de urgência é um cenário com diversos desafios, mas também inúmeros pontos potenciais para melhora da assistência à saúde do indivíduo idoso. A utilização sistemática de ferramentas validadas para identificar severidade clínica, vulnerabilidade geriátrica e proporcionalidade de cuidados em idosos vulneráveis ou em risco de deterioração auxilia a ponderar sobre o melhor tipo de tratamento e o risco de desfechos adversos, como óbito, internações hospitalares prolongadas e novas visitas ao PA.

### Bibliografia

1. Aliberti MJR, Covinsky KE, Apolinario D, Smith AK, Lee SJ, Fortes-Filho SQ, et al. 10-Minute Targeted Geriatric Assessment predicts disability and hospitalization in fast-paced acute care settings. Journals of Gerontology: Medical Sciences. 2019;74(10):1637-42.
2. Aliberti MJR, Covinsky KE, Apolinario D, Lee SJ, Fortes-Filho SQ, Viana SSC, et al. A 10-min Targeted geriatric assessment predicts mortality in fast-paced acute care settings: a prospective cohort study. J Nutr Health Aging. 2019;23(3):286-90.
3. Aliberti MJR, Covinsky KE, Garcez FB, Smith AK, Curiati PK, Lee SJ, et al. A fuller picture of covid-19 prognosis: the added value of vulnerability measures to predict mortality in hospitalised older adults. Age Ageing. 2021;50(1):32-9.
4. Aliberti MJR, Apolinario D, Suemoto CK, Melo JA, Fortes-Filho SQ, Saraiva MD, et al. Targeted geriatric assessment for fast-paced healthcare. settings: development, validity, and reliability. JAGS. 2018;66(4):748-53.

5. Barros TC, Silva HS, Gutierrez BAO. Identification of seniors at risk: transcultural adaptation for Brazilian Portuguese. Einstein (São Paulo). 2022;20:1-6.
6. Carpenter CR, Mooijaart SP. Geriatric Screeners 2.0: time for a paradigm shift in emergency departament vulnerability research. J Am Geriatr Soc. 2020;68(7):1402-5.
7. Carpenter CR, Shelton E, Fowler S, Suffoletto B, Platts-Mills TF, Rothman RE, et al. Risk factors and screening instruments to predict adverse outcomes for undifferentiated older emergency department patients: a systematic review and meta-analysis. Acad Emerg Med. 2015;22(1):1-21.
8. Curiati PK, Gil-Junior LA, Morinaga CV, Ganenm F, Curiati JAE, Avelino-Silva TJ. Predicting hospital admission of vulnerable older adults at the emergency departament: a critical appraisal. Acute Med. 2018;17(3):124-9.
9. Curiati PK, Gil-Junior LA, Morinaga CV, Ganem F, Curiati JAE, Avelino-Silva TJ. Predicting hospital admission and prolonged length of stay in older adults in the emergency department: the PRO-AGE scoring system. Ann Emerg Med. 2020;76(3):255-65.
10. Galvin R, Gilleit Y, Wallace E, Cousins G, Bolmer M, Rainer T, et al. Adverse outcomes in older adults attending emergency departments: a systematic review and meta-analysis of the Identification of Seniors at Risk (ISAR) screening tool. Age Ageing. 2017;46:179-86.
11. Higuet G, et al. Development and evaluation of the Supportive and Palliative Care Indicators Tool (SPICT): a mixed-methods study. BMJ Supportive and Palliative Care. 2014;4:285-90.
12. Oliveira APAd, Urbanetto JdS, Caregnato RCA. National Early Warning Score 2: adaptação transcultural para o português do Brasil. Revista Gaúcha de Enfermagem. 2020; p.41.
13. Oliveira APA, Urbanetto JS, Caregnato RCA. National Early Warning Score 2: transcultural adaptation to Brazilian Portuguese. Rev Gaúcha Enferm. 2020; p.41.
14. Physicians RCo. National Early Warning Score (NEWS) 2. 2017.
15. Silva VBO, Curiati PK, Aliberti MJR, Avelino-Silva TJ, Morinaga CV. Unplanned intensive care unit admission in hospitalized older patients: association with a geriatric vulnerability score. J Am Geriatr Soc. 2022. p.1-4.
16. Supportive and Palliative Care Indicators Tools (SPICTTM). Available: https://www.spict.org.uk/ (acesso em: março de 2023).
17. Yao J, Fang J, Lou QQ, Anderson RM. A systematic review of the identification of seniors at risk (ISAR) tool for the prediction of adverse outcome in elderly patients seen in the emergency department. Int J Clin Exp Med. 2015;8(4):4778-86.

# 3

# Comunicação na emergência

Sabrina Corrêa da Costa Ribeiro

## INTRODUÇÃO

A comunicação com o paciente idoso apresenta desafios particulares: a presença frequente de deficiência auditiva, a alta incidência de pacientes com algum grau de comprometimento cognitivo e o ambiente hostil e apressado da emergência são obstáculos complexos, mas não intransponíveis. O objetivo deste capítulo é trazer alguns recursos que podem facilitar a comunicação com o paciente idoso. Esses recursos serão úteis para:

- Otimizar a comunicação de más notícias.
- Ilustrar e exemplificar a avaliação de valores e prioridades no paciente idoso incapaz de tomar decisões como guia para decisão compartilhada.

Além disso, serão trazidas reflexões sobre a situação do cerco de silêncio (solicitação de familiares para que não se forneçam informações sobre diagnóstico e prognóstico ao próprio paciente).

## COMUNICAÇÃO ESTRUTURADA DE MÁS NOTÍCIAS

Existem várias ferramentas de comunicação. Elas não devem ser utilizadas de forma rígida e sim funcionar mais como um roteiro ou direcionamento dos elementos que precisam estar presentes na comunicação.

Especialmente no caso do médico pouco experiente ou sem treinamento específico, é indicado que seja utilizado um protocolo sequencial para a comunicação. Por sua praticidade, sugere-se o SPIKES, amplamente estudado em situações não emergenciais e que pode se adaptar a situações de emergência (Quadro 1).

QUADRO 1 SPIKES

| | |
|---|---|
| *Set up* (preparação) | ▪ Preparar-se para o encontro, rever o caso, os exames complementares relevantes, anotar as dúvidas que possam ser esclarecidas durante o encontro pelo paciente ou familiar.<br>▪ Alinhar com a equipe as informações e os objetivos da conferência, bem como quem participará (entre membros da equipe, família e o próprio paciente).<br>▪ Procurar um ambiente tranquilo, com privacidade e sem interrupções. Desligar celulares ou colocá-los em modo silencioso.<br>▪ À beira-leito, sentar-se e tentar manter-se no nível dos olhos do paciente. O próprio ato de se sentar fala sobre disponibilidade e demonstra que você está disposto a ouvir. Alguns pacientes têm melhor acuidade auditiva em um dos lados. Esteja atento às preferências e garanta que o paciente esteja confortável.<br>▪ Uma vez reunidos, certificar-se de que todos se apresentem por nome e grau de parentesco com o paciente/função na equipe.<br>▪ De forma respeitosa, perguntar como o paciente gostaria de ser chamado, utilizando nome social e os pronomes preferidos sempre.<br>▪ Na dúvida, especialmente em um primeiro contato, optar por ser mais formal e utilizar "senhor" e "senhora", se apropriado, evitando diminutivos e apelidos afetivos, que podem soar condescendentes e infantilizadores.<br>▪ Se a equipe dispõe de uma janela de tempo limitada, pode ser útil deixar isso claro no início do encontro e disponibilizar outro momento para sanar as dúvidas e questionamentos restantes. |
| *Perceive* (ouça/ perceba) | ▪ O momento em que escutamos o paciente para compreender o que ele entende sobre sua situação atual é o mais importante. É essencial ouvir antes de falar e respeitar as pausas e silêncios.<br>▪ Por meio de perguntas abertas, avaliar como o paciente/familiar percebe a situação clínica atual, quais são suas expectativas e demandas.<br>▪ Uma forma de explorar pode ser: "*Você poderia me contar o que aconteceu com você antes da chegada ao hospital? O que te preocupa mais sobre seu estado atual de saúde*?".<br>▪ O recurso de escuta ativa (*ask/tell/ask*) pode facilitar esta etapa quando é encontrada dificuldade. "Pode me falar mais sobre isso?", "Posso verificar se entendi corretamente?". O aparecimento de emoção, caso ocorra nesse momento, deve ser validado com frases empáticas e postura acolhedora.<br>▪ Durante a escuta, é possível obter informações importantes relativas a funcionalidade, fragilidade e outras variáveis de grande impacto prognóstico. Perguntas como: "*A senhora mora sozinha? Tem alguma dificuldade para caminhar ou fazer alguma atividade na sua rotina? Tem se alimentado bem?*" podem auxiliar na compreensão da funcionalidade no período anterior ao evento atual. |

(continua)

QUADRO 1 SPIKES *(continuação)*

<table>
<tr><td>Invite<br>(convide)</td><td>▪ Perguntar o que o paciente/familiar deseja saber a respeito do quadro atual e em que grau de detalhe. "Podemos conversar sobre o que está acontecendo com você agora? Você prefere que eu fale de forma mais detalhada ou passe um quadro mais geral?".<br>▪ Alguns pacientes preferem que a maior parte das informações seja passada a um filho ou cuidador, e essa preferência deve ser respeitada.<br>▪ No caso de notificação de óbito ou situações em que a notícia precisa ser dada logo (o achado de uma massa em um paciente que necessitará de uma biópsia urgente), pode ser necessário fazê-lo, mesmo que não seja esse o melhor momento.</td></tr>
<tr><td>Knowledge<br>(compartilhe as informações)</td><td>▪ Compartilhar a informação de forma progressiva e cuidadosa, checando o entendimento a cada etapa. Nesta fase devem ser abordados:<br>– Diagnóstico (onde estamos).<br>– Prognóstico (riscos pela frente).<br>– Valores e preferências (o que é prioridade? O que caracteriza sofrimento?).<br>– Definição de objetivo de cuidado (se aplicável) de acordo com valores e o prognóstico.<br>– Definido o objetivo de cuidado, fazer recomendações sobre o plano de tratamento.<br>▪ Ao compartilhar o diagnóstico, por exemplo, "O senhor está com câncer", é provável que o paciente expresse emoção, seja ela preocupação, raiva ou medo. Acolha essa emoção com frases empáticas (veja mais no tópico "Emoções") antes de prosseguir.<br>▪ É impossível absorver cognitivamente uma grande quantidade de informação quando se está tomado por forte emoção, e podem ser necessárias pausas entre essas etapas. A sequência pode ser: diagnóstico → emoção → acolhimento/pausa e retornamos para a fase do convite: "Podemos prosseguir?". A partir daí para a próxima etapa (riscos pela frente) e assim progressivamente.<br>▪ Nem sempre o paciente desejará saber todos os detalhes de uma só vez. Respeite isso e fique atento às perguntas feitas e à linguagem não verbal, que podem direcionar a conversa.<br>▪ Utilize linguagem simples e preferencialmente frases curtas, evitando excesso de informações, que pode dificultar a compreensão, a não ser que maiores detalhes ou uma linguagem mais rebuscada sejam solicitados pelo paciente.</td></tr>
<tr><td>Emotions<br>(emoções)</td><td>▪ Se a má notícia foi adequadamente compreendida, deve-se manifestar uma emoção, que pode ser de tristeza, frustração, inconformismo ou até mesmo raiva.<br>▪ Acolha e valide as emoções. Pratique a escuta ativa e coloque-se à disposição.<br>▪ Evite dizer coisas como "Eu sei o que você está sentindo". A experiência de cada paciente ou familiar é individual, única, assim como seu sofrimento. O silêncio ou mesmo um simples "Eu sinto muito. Gostaria que fosse diferente" pode ser mais adequado.<br>▪ Em situação de pandemia, que requer distanciamento, a linguagem não verbal de acolhimento pode ser expressa por meio do olhar. O uso de chamadas em vídeo utilizando celular ou tablet permite esse acolhimento, além da observação da expressão e da linguagem não verbal do familiar a quem estamos nos dirigindo.<br>▪ Uma emoção intensa pode aparecer no meio da transmissão de uma má notícia – por exemplo, você falou do diagnóstico de um câncer, mas não da presença de metástases. Se isso ocorrer, acolha a emoção e escute. Uma pausa pode ser necessária. Aguarde até que o paciente esteja mais calmo e volte para a fase do convite. "Deve estar sendo muito difícil receber essa notícia. Você gostaria de continuar ou paramos por aqui?".</td></tr>
</table>

(continua)

QUADRO 1 SPIKES *(continuação)*

| | |
|---|---|
| *Strategy and summary* (resuma e planeje) | ▪ Repasse brevemente as informações compartilhadas e o plano terapêutico definido na reunião, checando o entendimento.<br>▪ Alinhe as expectativas em relação ao plano proposto. Esclareça eventuais dúvidas e estabeleça um prazo para reavaliação em relação à resposta ao tratamento proposto. Deixe claro que o plano atual pode ser revisado e modificado se necessário.<br>▪ Deixe disponível alguma forma de contato para o caso de o paciente ou familiar necessitar, seja retornando ao setor de emergência, seja por meio de um ramal específico.<br>▪ Se o hospital dispõe de assistência psicológica, religiosa ou de suporte ao luto, também devem ser oferecidos.<br>▪ Após a saída do paciente ou familiares, o *debriefing* (reflexão e partilha sobre como foi a comunicação, o que funcionou e o que deve ser aprimorado) deve ser realizado entre os membros da equipe sempre que possível. |

## O PACIENTE IDOSO E A AVALIAÇÃO DE VALORES PARA DECISÃO COMPARTILHADA

Doenças relacionadas à idade avançada frequentemente afetam a cognição, comprometendo a capacidade de avaliar e fazer escolhas no processo de tomada de decisão compartilhada. Além disso, até 70% dos pacientes internados em situação de emergência não têm plena capacidade de decisão.

Considerando que apenas uma minoria de pacientes em nosso país prepara algum tipo de diretiva antecipada de vontade, o julgamento substitutivo acaba tendo um papel fundamental na tomada de decisão.

### O que é julgamento substitutivo?

Em uma situação em que o paciente é incapaz de tomar decisões, a equipe de saúde pode conhecer seus valores e prioridades, questionando seus familiares ou entes queridos sobre os valores do paciente, suas prioridades, as preferências expressas durante toda sua vida, seus medos e seu conceito de sofrimento.

Para tornar mais claro o conceito de julgamento substitutivo, relato o caso de Marli.

Marli tem 78 anos e estava jantando com a família quando apresentou uma fraqueza súbita no lado direito, associada a dificuldade de falar.
Foi levada imediatamente à emergência, onde foi apontada a hipótese de um acidente vascular cerebral isquêmico. Foi realizada tomografia e Marli foi considerada candidata à trombólise. Será que Marli, informada dos riscos e potenciais benefícios, consentiria no tratamento?

Para planejar o tratamento de Marli e os passos a seguir, a equipe de saúde conversou com sua filha, Laura. Essa conversa teve como principais objetivos:

1. Ouvir Laura, avaliando sua compreensão sobre o estado de saúde de Marli e suas preocupações.
2. Informar Laura a respeito do quadro atual de Marli, observando a sequência descrita anteriormente (onde estamos, riscos pela frente, esclarecendo dúvidas e colocando a necessidade de estar preparados para o melhor e para o pior cenário).
3. Obter informações que serão relevantes para a avaliação do prognóstico de Marli, como funcionalidade anterior à internação e presença de marcadores de gravidade, como sintomas mal controlados, perda de peso, múltiplas hospitalizações.
4. Obter informações sobre os valores, prioridades, medos e preocupações de Marli, para definir o melhor plano de cuidado.
5. Compartilhar o plano de cuidados e os passos a seguir.

Transcrição de um trecho desta conversa (considere que o diagnóstico e o prognóstico já foram falados):

— Laura, estamos muito preocupados com a sua mãe. Infelizmente, o derrame atingiu uma parte grande do cérebro. Temos uma medicação que pode ajudar o sangue a chegar à parte do cérebro que está sofrendo e aumentar a probabilidade de ela recuperar ao menos parcialmente a fala e os movimentos, mas existe um risco de sangramento e piora. Para tomar a melhor decisão, gostaríamos de saber mais sobre a dona Marli. Como no momento ela não pode nos responder, posso te fazer algumas perguntas?
— Claro, doutor. Minha mãe é uma mulher muito forte. Tenho certeza que ela vai ficar bem.
— É tudo o que nós queremos. Vamos sempre cuidar dela da melhor forma possível. A dona Marli já conheceu alguém ou teve alguém na família com derrame, como ela está agora?
— Teve, doutor. A mãe dela. Nossa, foi muito ruim.
— Me conta mais.
— Ah, a nossa avó teve um derrame, melhorou e ficou bem uns dois anos. Depois teve um maior, sabe? E nunca mais falou nem voltou a andar. Minha mãe morria de medo, de acontecer a mesma coisa com ela. [Choro.]
— Eu sinto muito. Deve ser muito difícil pensar nisso.
— Como eu falei, doutor, minha mãe é muito forte.
— Se ela pudesse falar com a gente agora, olhando para situação atual dela, o que ela diria?

— Pra deixar ela ir. [Choro.] Ela tinha muito medo de ficar assim, de precisar dos outros. Ela morava sozinha, cozinhava, fazia tudo.
— E fazer tudo, ser independente, é algo de valor, algo importante para ela.
— É sim.
— Então, baseado no que você me falou, posso te dar minha recomendação?
— Pode, doutor.
— Para a dona Marli, ser independente é muito importante, então uma medicação que pode ajudá-la a ter uma reabilitação melhor e voltar a recuperar ao menos parcialmente essa independência, me parece algo que ela desejaria, mesmo tendo um risco de piora.
— Sim, eu acho que sim.
— Vamos fazer a medicação, interná-la e tentar oferecer a ela a melhor chance de recuperação possível.
— Isso, doutor, é isso que nós queremos.
— Nós também. Mas, no caso de ela piorar e de nos parecer que ela não vai recuperar a consciência e a maior chance é de ficar acamada e muito dependente, isso seria uma situação de muito sofrimento para ela.
— Sim, seria.
— Sendo essa a situação, nossa recomendação é que, nesse pior cenário de piora da parte neurológica e de eventualmente outras complicações em outros órgãos, ela não tenha sua vida prolongada de forma artificial, considerando que ficar presa a aparelhos em cima de uma cama traria sofrimento. É isso?
— Acho que sim. Não gosto nem de pensar nisso.
— Nem nós. E vamos fazer tudo para que ela melhore. Mas é preciso estar preparado para o melhor e para o pior. E fazemos questão de ser sempre muito transparentes e deixar as coisas claras.
— Nessa situação, pelo que você me fala, me parece que a preferência dela seria de cuidarmos com as melhores medidas clínicas para que ela não tenha dor, falta de ar e, se for essa a evolução, morra da forma mais natural e digna possível. [Choro.]
— Eu entendo. Eu entendo.

Note que a abordagem é centrada nos desejos e preferências de Marli. O papel de Laura é nos ajudar a entender melhor, numa situação de doença, o que Marli entende como valor e o que entende como sofrimento. Com base nesses valores, a equipe traz sua *expertise* técnica para fazer uma recomendação que contemple o melhor e o pior cenário.

## CÍRCULO DE SILÊNCIO: E SE OS FAMILIARES PEDEM QUE O DIAGNÓSTICO NÃO SEJA COMUNICADO AO PACIENTE?

Na atuação profissional junto ao paciente idoso, com frequência depara-se com grande sofrimento familiar no processo de comunicação de um diagnóstico de doença grave e com prognóstico desfavorável.

O cerco de silêncio, também chamado de círculo ou conspiração de silêncio, pode ser definido como um acordo, explícito ou não de omitir informações de um diagnóstico ou prognóstico desfavorável.

O fator que parece ter maior peso na comunicação é o medo de repercussões negativas que poderiam surgir a partir da comunicação do estado atual do paciente. No entanto, estudos mostram que especialmente pacientes com recorrência ou doença metastática valorizam a clareza nas informações a eles fornecidas.

Um estudo brasileiro incluiu 400 pacientes idosos e questionou sobre o desejo de saber caso eles tivessem um diagnóstico associado com uma sobrevida de 1 ano ou menos. Os resultados demonstraram que:

- 74% gostariam de saber a respeito da expectativa de vida.
- 89,3% gostariam de ser informados a respeito do que esperar em relação a sintomas e problemas futuros.
- 96,3% gostariam de ser informados a respeito das possibilidades de tratamento.

A postura profissional ao depararmos com uma situação de cerco de silêncio deve ser de acolhimento e compreensão. Em algumas situações o próprio paciente não deseja ser informado, e isso deve ser respeitado.

No entanto, ao expressar o desejo de ser informado a respeito da própria doença, o paciente idoso preserva integralmente os mesmos direitos outorgados ao paciente mais jovem.

Diz o art. 34 do Código de Ética Médica: "É vedado ao médico: Deixar de informar ao paciente o diagnóstico, o prognóstico, os riscos e os objetivos do tratamento".

A informação sobre diagnóstico, prognóstico e tratamento deve ser oferecida ao paciente idoso, assim como a qualquer outro paciente, como um direito. O grau de detalhe dessa informação e a maneira como ela vai ser oferecida deverão ser ajustadas às preferências individuais do paciente.

O acolhimento familiar deve ser realizado de forma empática, e a oportunidade de estar presente ou auxiliar no compartilhamento de informações com o paciente deve ser oferecida. O objetivo comum de oferecer o melhor cuidado deve permear a parceria entre equipe de saúde e familiares.

**Pontos relevantes**

- A comunicação com o paciente idoso apresenta vários desafios e deve ser realizada de forma planejada e estruturada, adequando a linguagem (desde o volume de voz até o vocabulário) e o conteúdo para as necessidades e preferências do paciente.
- O paciente tem valores, prioridades e percepções em relação a sofrimento que devem ser sempre considerados e respeitados na elaboração de um plano de tratamento.
- No paciente incapaz de se comunicar, o julgamento substitutivo pode ser utilizado para resgatar esses valores e prioridades por intermédio de seus entes queridos.

## Bibliografia


1. Baile WF, Buckman R, Lenzi R, Glober G, Beale L, Kudelka AP. SPIKES-a six-step protocol for delivering bad news: application to the patient with cancer. Oncologist. 2000;5(4):302-11.
2. Beckman HB, Frankel RM. The effect of physician behavior on the collection of data. Ann Intern Med. 1984;101(5):692-6.
3. Conselho Federal de Medicina (CFM). Código de Ética Médica. 2019.
4. Dadalto L. Cuidados paliativos: aspectos jurídicos. Indaiatuba: Foco; 2021.
5. Forte D, Stoltenberg M, Daubman B-R. Comunicação e compartilhamento de decisão na assistência a pacientes graves. São Paulo: Hospital Sírio-Libanês; 2022.
6. Innes S, Payne S. Advanced cancer patients' prognostic information preferences: a review. Palliat Med. 2009;23(1):29-39.
7. Kim SH, Kim JH, Shim EJ, Hahm BJ, Yu ES. Patients' communication preferences for receiving a cancer diagnosis: differences depending on cancer stage. Psychooncology. 2020;29(10):1540-8.
8. Lemus-Riscanevo P, Carreño-Moreno S, Arias-Rojas M. Conspiracy of silence in palliative care: a concept analysis. Indian J Palliat Care. 2019;25(1):24-9.
9. Machado J, Reis H, Sena E, Silva R, Boery R, Vilela A. O fenômeno da conspiração do silêncio em pacientes em cuidados paliativos: uma revisão integrativa. Enfermería Actual de Costa Rica. 2019;36;95-107.
10. Maynard D. Delivering bad news in emergency medicine. Acute Med Surg. 2017;4(1): 3-11.
11. Robinson T, White G, Houchins J. Improving communication with older patients: tips from the literature. Fam Pract Manag. 2006;13(8):73-8.
12. Takayesu JK, Hutson HR. Communicating life-threatening diagnoses to patients in the emergency department. Ann Emerg Med. 2004;43:749-55.
13. Velasco I, Ribeiro S. Cuidados paliativos na emergência. Barueri: Manole; 2021.

# 4

# Emergências em instituições de longa permanência para idosos

Marcel Hiratsuka
Letícia Harumi Sumita

## INTRODUÇÃO

A Sociedade Brasileira de Geriatria e Gerontologia e os órgãos responsáveis por políticas públicas para pessoas idosas recomendam o abandono do termo "asilo" e definem "Instituição de Longa Permanência para Idosos" (ILPI) para designar esses estabelecimentos residenciais coletivos. Dada a crescente prevalência de residentes portadores de comprometimento de funcionalidade e autonomia, marcados por fragilidade e síndromes geriátricas, as ILPI são responsáveis por cuidados continuados e de longa duração, muitas vezes impossíveis de serem implantados no domicílio.

A ILPI não é apenas um lar, mas também o principal suporte de assistência à saúde, emocional e social de seus residentes. De acordo com a Resolução de Diretoria Colegiada (RDC) n. 502, de 27/5/2021, publicada pelo Ministério da Saúde/Anvisa (Agência Nacional de Vigilância Sanitária), as ILPI são "instituições governamentais ou não governamentais, de caráter residencial, destinadas ao domicílio coletivo de pessoas com idade igual ou superior a 60 anos, com ou sem suporte familiar e em condições de liberdade, dignidade e cidadania".[1]

Isso significa que as ILPI englobam uma grande variedade de instituições com diferentes graus de complexidade de recursos sociais e de saúde, incluindo supervisão ou assistência pessoal para cuidados básicos e instrumentais de vida, cuidados de saúde, reabilitação com equipe multidisciplinar e cuidados de fim de vida. Em razão da heterogeneidade da população que reside em ILPI, a RDC n. 502 também define os graus de dependência de seus residentes, sendo eles:

- Grau I: idosos independentes, mesmo que requeiram o uso de equipamentos de autoajuda.
- Grau II: idosos com dependência em até três atividades de autocuidado para a vida diária, tais como: alimentação, mobilidade, higiene; sem comprometimento cognitivo ou com alteração cognitiva controlada.
- Grau III: idosos com dependência que requeiram assistência em todas as atividades de autocuidado para a vida diária e/ou com comprometimento cognitivo.

A mínima equipe profissional de ILPI exigida pela legislação é composta da seguinte forma:

- Para coordenação técnica: 1 responsável técnico (RT) com nível de formação superior com carga horária mínima de 20 horas semanais.
- Para cuidados aos residentes:
  a. grau de dependência I: 1 cuidador para cada 20 idosos, com carga horária de 8 horas/dia;
  b. grau de dependência II: 1 cuidador para cada 10 idosos, por turno;
  c. grau de dependência III: 1 cuidador para cada 6 idosos, por turno.
- Para atividades de lazer: 1 profissional com formação de nível superior para cada 40 idosos, com carga horária de 12 horas por semana.
- Para serviços de limpeza: 1 profissional para cada 100 $m^2$ de área interna por turno diariamente.
- Para o serviço de alimentação: 1 profissional para cada 20 idosos, garantindo a cobertura de dois turnos de 8 horas.
- Para o serviço de lavanderia: 1 profissional para cada 30 idosos, diariamente.

As normas para o funcionamento das ILPI no Brasil são centradas nos cuidados e suporte social oferecidos aos seus residentes. A presença de profissionais da saúde próprios das ILPI não é obrigatória, portanto a cobertura desses serviços de saúde não é total dentro das instituições. Naquelas nas quais há atendimentos de saúde, geralmente são centrados na cura e na reabilitação. Raramente oferecem programas sistemáticos de promoção da saúde, assim como não há atendimento médico em situações de emergência.[2] Aproximadamente dois terços das instituições brasileiras recebem visitas médicas regulares, e menos de 50% das instituições recebem visitas da Estratégia Saúde da Família. Em apenas 56% das ILPI há fisioterapia, em 31,3% há serviços de terapia ocupacional e em 23,5% há serviços psicológicos.[3]

## RESIDENTES DE ILPI NO PRONTO-SOCORRO

Em casos de emergências médicas em uma ILPI, geralmente os residentes são transferidos para atendimento em pronto-socorro. Publicações internacionais mostram que 22 a 35% dos moradores de ILPI visitam o departamento de emergência dos hospitais em 6 meses.[4]

Quanto às queixas que levaram ao pronto atendimento, os sintomas respiratórios, alteração do estado mental, sintomas gastrointestinais e quedas são os mais frequentes, e os diagnósticos mais comuns são quedas, pneumonia, infecção de trato urinário, insuficiência cardíaca, descompensação de doença pulmonar crônica e desidratação.[4]

Dentre todos os residentes de ILPI que são levados ao pronto-socorro, 1 a 2% falecem na transferência ou no atendimento de emergência, e 45 a 77% necessitam de internação hospitalar. Ser morador de ILPI é fator de alto risco para *delirium*, quedas, infecções hospitalares, iatrogenia e declínio funcional. A mortalidade hospitalar é de até 25%, e a mortalidade após 1 mês de alta atinge até 24%.[5,6]

A anamnese do residente em ILPI em ambiente de pronto-socorro pode ser desafiadora. São comuns os casos em que a própria pessoa idosa é incapaz de relatar o motivo do encaminhamento, por isso a história clínica necessita de informações providas pela ILPI e familiar/responsável legal. Frequentemente, o familiar ou responsável legal desconhece os detalhes da ocorrência e informações da rotina do idoso, assim como o funcionário da ILPI desconhece a história pregressa. Nem sempre o funcionário que acompanha é um profissional da saúde. Idealmente, a instituição deve enviar o prontuário ou relatório com o motivo de encaminhamento, antecedentes pessoais e medicações em uso.

Durante o atendimento de idosos residentes de ILPI, é comum o prejulgamento pela equipe hospitalar e a responsabilização da ILPI. As famílias podem ser tachadas injustamente como negligentes. Uma avaliação inicial completa e imparcial é fundamental para o bom atendimento, com informações fidedignas e formação de vínculo com o paciente, família e entre instituições. No processo de alta, é muito importante que o profissional médico do pronto-socorro forneça um sumário com informações do atendimento médico, resultados de exames, receitas e orientações por escrito, garantindo assim uma cadeia de informações entre hospital e ILPI.

## QUEDAS EM ILPI

Infelizmente as quedas são eventos comuns e ameaçadores à vida em ILPI. Estima-se que 30 a 50% dos residentes de ILPI caiam pelo menos 1 vez ao ano, e até 40% caiam mais de 1 vez. Comparados às pessoas idosas de comunidade, os residentes de ILPI caem 2 a 3 vezes mais.[7] Esses números possivelmente ainda são subestimados, o que se justifica pela tendência da equipe profissional da ILPI e do próprio idoso caidor de não notificarem quedas menores e com pouca ou nenhuma repercussão.

Cerca de 30 a 50% das quedas em ILPI resultam em alguma lesão, e a maioria delas é formada por lesões menores, como contusões, escoriações e cortes superficiais. Entretanto, 4 a 12% dos residentes de ILPI sofrem lesões mais graves, como fraturas, luxações, entorses, cortes profundos e traumas cranioencefálicos.[7] As quedas são o principal motivo de avaliação no pronto-socorro por lesão e a maior causa de morte acidental entre idosos.[8]

O atendimento de emergência deve ir além da atenção às lesões e complicações decorrentes da queda. É boa prática médica investigar o mecanismo da queda, identificar e tratar causas e fatores desencadeantes que ameacem a saúde do indivíduo e que favoreçam a recorrência da queda. Na avaliação de quedas de residentes de ILPI, é importante identificar os fatores intrínsecos e extrínsecos que contribuem para o evento. Os fatores intrínsecos são os fatores do próprio indivíduo que favorecem a queda, como condições crônicas dos aparelhos cardiovascular, sensorial, neurológico e musculoesquelético, prejudicando o equilíbrio, a marcha e a capacidade de julgamento e de resolução de problemas. Frequentemente, a queda é desencadeada por doenças agudas, como infecções, eventos cardiovasculares, desidratação e descompensação aguda de doenças crônicas.

Os fatores extrínsecos são aqueles que não são próprios da pessoa idosa e que podem desencadear quedas, por exemplo, o uso de medicamentos, as vestimentas e calçados e o ambiente. Residentes de ILPI estão sujeitos a maior polifarmácia e a reações adversas a medicações, portanto investigar a relação temporal com a introdução recente de medicamentos novos e analisar a prescrição de medicamentos de uso contínuo é fundamental no atendimento de emergência. Fatores ambientais, como o uso de restrições físicas, altura e o uso de grades nas camas e móveis, ausência de obstáculos no chão, presença de barras de apoio e a iluminação adequada, também devem ser investigados, por sua possível associação com ocorrências.[7]

## PRINCIPAIS INFECÇÕES EM ILPI

Os residentes de instituições de longa permanência têm em média pelo menos uma infecção grave por ano. As infecções contribuem para 63% das mortes em ILPI e são a principal razão para 25 a 50% das transferências hospitalares.[9] O diagnóstico de uma infecção pode ser desafiador nessa população, pela apresentação atípica comumente observada em idosos com infecção, por exemplo, a falta de resposta febril. Além disso, condições comórbidas, incluindo insuficiência cardíaca congestiva e doenças respiratórias crônicas, podem confundir a apresentação clínica.[10]

Os moradores de ILPI correm risco de infecções que circulam na comunidade, bem como aquelas associadas à assistência à saúde. As infecções mais comuns estão relacionadas ao trato respiratório, ao sistema gastrointestinal, ao trato urinário e à pele e tecidos moles. Juntas, essas infecções representam 94% das infecções observadas em ILPI.[11]

### Infecções do trato respiratório

Além da maior vulnerabilidade dos residentes, os ambientes das ILPI são propícios à rápida disseminação de agentes patogênicos respiratórios. As rotas de transmissão dessas infecções incluem o contato direto, aerossóis e gotículas de secreções respiratórias e fômites. O compartilhamento de locais e o contato próximo com pessoas infectadas, a duração da exposição e a falta de imunidade preexistente também são fatores que contribuem para surtos da rápida transmissão de infecções respiratórias dentro de uma ILPI.

As infecções do trato respiratório, que incluem pneumonia, influenza, Covid-19 e outros vírus, são as principais causas de mortalidade em idosos institucionalizados. Além disso, um episódio infeccioso está associado ao aumento da morbidade, exacerbando doenças subjacentes, e ao declínio funcional.[12-14]

#### Pneumonia

A pneumonia afeta de 1,4 a 2,5% dos residentes de ILPI nos EUA e está entre as causas mais comuns de hospitalização.[12] A pneumonia em moradores de ILPI pode ser causada por patógenos associados à comunidade ou hospitalar. A microbiologia depende de os residentes terem estado recentemente em uma unidade de cuidados intensivos e do tempo de permanência na ILPI. *Streptococcus pneumoniae* ainda é o patógeno predominante, porém deve-se considerar também a infecção por bacilos Gram-negativos (*Haemophilus influenzae, Legionella pneumophila, Moraxella catarrhalis, Klebsiella* spp.), particularmente em pacientes com doença pulmonar obstrutiva crônica (DPOC).[14,15]

O tratamento com antibióticos para pneumonia em idosos segue as diretrizes-padrão. No entanto, o risco de *Staphylococcus aureus* resistente à meticilina (MRSA) e de organismos Gram-negativos deve ser levado em consideração para pacientes que residem em institutos de longa permanência, o que torna desafiadora a seleção da terapia antimicrobiana empírica adequada. Dessa forma, estratégias preventivas são fundamentais, como a imunização de residentes e funcionários para influenza, pneumococo e coronavírus.

Embora a vacinação não previna completamente a pneumonia em idosos, as taxas de bacteremia e doença pneumocócica invasiva diminuem em pacientes imunizados, e a mortalidade em pacientes idosos hospitalizados com pneumonia é menor entre aqueles que foram vacinados antes da admissão.

### Covid-19

O impacto da Covid-19 em ILPI tem sido heterogêneo em diversas regiões do mundo; estima-se que 46% das mortes por Covid-19 tenham ocorrido em pessoas idosas institucionalizadas.[16] A infecção pelo coronavírus nessa população aumenta a ocorrência de desfechos desfavoráveis como hospitalização, perda da capacidade funcional e óbito. Não há números oficiais do Brasil; em um levantamento de setembro de 2020 foram 4.015 casos confirmados, com 937 mortes, o que representa uma taxa de fatalidade de 23,3%.[16,17]

A maior vulnerabilidade a surtos de infecções respiratórias deve-se a fatores como elevada prevalência de fragilidade, imunossenescência e maior contato com outros profissionais da ILPI, além dos outros residentes. Também é importante lembrar que muitas vezes os idosos apresentam manifestações inespecíficas e atípicas da infecção pelo coronavírus, como alteração da cognição, *delirium* e piora da capacidade funcional.[18,19]

A apresentação frequentemente atípica da Covid-19 pelos residentes em ILPI pode contribuir para o atraso no diagnóstico dos casos suspeitos, visto que as intervenções recomendadas para a prevenção ocorrem com base na presença de sinais e sintomas respiratórios.

Graças à priorização da vacinação contra a Covid-19 em idosos residentes da ILPI, observa-se uma queda da mortalidade nessa população desde 2021. É provável que continuemos a ver uma experiência heterogênea entre os diversos países pelas diferenças nos programas de vacinação e pela evolução das medidas de infecção, proteção e controle.

### Influenza

A influenza ou gripe é uma doença infecciosa com epidemias sazonais, geralmente durante outono e inverno. Os sintomas da influenza manifestam-se como uma doença aguda febril, com comprometimento do sistema respiratório, mas podendo afetar outros órgãos e sistemas e ameaçar a vida. Os sintomas mais comuns são febre, calafrios, cefaleia, fraqueza, olhos vermelhos, dor de garganta, tosse seca e coriza. O vírus influenza apresenta um alto número de mutações, gerando novas cepas que causam os surtos sazonais. Geralmente essas mutações provocam mudanças na expressão de diferentes proteínas, como as glicoproteínas de superfície hemaglutinina (H) e neuraminidase (NA).[20]

As cepas do vírus da influenza são categorizadas em tipos A, B, C e D. A influenza A é a mais comum durante as epidemias, levando a infecções leves a graves e podendo acometer humanos e animais.[15,21] A influenza B é altamente contagiosa e pode causar infecções graves em alguns casos. Geralmente, ocasiona surtos menores e localizados. Os vírus influenza C causam infecções com sintomas predominantemente de trato respiratório superior, em casos esporádicos e surtos pequenos; a influenza D não está relacionada a infecções em humanos.

A pneumonia por *estafilococos ou estreptococos* é uma complicação grave, podendo acontecer em 10% dos casos de influenza. A mortalidade destes casos é alta, principalmente em 3 semanas por aumento de risco de insuficiência cardíaca.[20]

Em estudo brasileiro, casos confirmados de influenza representaram 12,8% das notificações de síndrome gripal em ILPI durante a pandemia de Covid-19 entre janeiro de 2020 e junho de 2021. A letalidade da infecção por influenza foi de 20,7%, valor semelhante à letalidade nos casos de Covid-19.[13]

O diagnóstico é feito por meio da apresentação clínica de síndrome gripal associada a testes laboratoriais e rastreio epidemiológico. Os testes para diagnóstico de infecção por influenza são o teste rápido (imunoensaio de detecção de antígeno), o PCR (*polymerase chain reaction*), o teste de amplificação de ácidos nucleicos e a cultura de vírus. O RT-PCR para influenza é o teste de primeira escolha, por sua rapidez aliada altas sensibilidade e especificidade. Os testes rápidos, apesar da boa especificidade, apresentam um alto número de falsos positivos e não são adequados para diagnósticos e tomada de decisões.[20]

Além do tratamento de suporte e sintomático da influenza, todos os moradores de ILPI têm indicação de terapia antiviral, pois são considerados população de alto risco para complicações. São quatro as medicações aprovadas contra influenza nos EUA: oseltamivir, zanamivir, peramivir e baloxavir marboxil; apenas as duas primeiras são comercializadas no Brasil. O oseltamivir deve ser dado por via oral em até 48 horas do início dos sintomas, na dose de 75 mg 2 vezes por dia por 5 dias. O zanamivir inalatório está indicado para uso nas primeiras 48 horas de sintomas, na dose de 10 mg 2 vezes por dia por 5 dias.[20]

A quimioprofilaxia com antivirais está indicada para todos os residentes durante um surto de influenza dentro de uma ILPI. A medicação oseltamivir, 75 mg via oral 1 vez por dia durante 10 dias, deve ser dada em 36 a 48 horas após a exposição.[20]

As vacinas contra a influenza são uma das melhores intervenções populacionais para prevenção, alcançando a eficácia de até 60% contra sorotipos A e B. A eficácia depende da cobertura vacinal e de a proteção oferecida pelos sorotipos da vacina coincidir com a cepa circulante daquele ano.[20]

## Infecções do trato urinário

A intervenção do trato urinário (ITU) é um problema extremamente comum dentro das ILPI; 12 a 30% dos residentes apresentam a infecção pelo menos 1 vez ao ano, o que corresponde ao dobro de idosos da comunidade.[1] Entre os idosos com mais de 65 anos, as ITU causam 15,5% das hospitalizações e 6,2% dos óbitos.[12]

Os fatores de risco que demonstram a maior associação com ITU entre os idosos institucionalizados são o sexo feminino, diabetes, desidratação, incontinência urinária e fecal, uso de diuréticos e o uso contínuo de fraldas.[12] Outro fator que leva a maior predisposição a ITU é a presença de sonda urinária. Dados da literatura têm mostrado que boa parte dos pacientes que são cateterizados por longos períodos apresenta colonização/infecção por organismos multirresistentes e infecções relacionadas a dispositivos. Esses idosos também se encontram mais suscetíveis para as formas mais graves e complicadas da doença.

O diagnóstico e o manejo são desafiadores dentro da ILPI. As recomendações baseadas em evidências científicas são insuficientes, e vícios de conduta e a pressão dos familiares e funcionários contribuem para o excesso de diagnóstico e o uso desnecessário de antibióticos. É necessário existir um rigor no método de coleta de material para reduzir o risco de contaminação da amostra de urina.

Além disso, existe um limiar mais baixo para prescrição de antibióticos em quadros de ITU sem sintomatologia clássica nos residentes que possuem dificuldades de comunicação verbal, história de doenças do trato urinário e que sejam mais frágeis.[22]

Para o diagnóstico de ITU, é importante a presença de sinais clínicos que se localizem no trato geniturinário, como disúria, dor ou incômodo em região suprapúbica, piora da incontinência urinária, polaciúria, urgência miccional e hematúria macroscópica. O aspecto da urina como escura, turva ou o odor ruim não são suficientes para indicar ITU, podendo refletir apenas o efeito de desidratação, mudança da dieta ou medicamentos.[22]

Na ausência de sinais localizatórios de trato geniturinário, deve-se suspeitar de ITU nos casos de febre, calafrios, mal-estar e fadiga importantes, náuseas, vômitos e *delirium* na ausência de evidência de outro foco infeccioso. Mas, para casos de meros sintomas inespecíficos, como mudança na cognição, agitação, redução do apetite e quedas, e ausência de sintomas típicos, como os acima listados, outras causas devem ser consideradas.[22]

O uso de antibióticos deve ser parcimonioso, para reduzir o risco de seleção de bactérias multirresistentes, infecções por *C. difficile*, reação adversa a medicamentos e interações medicamentosas. Não há evidência de benefício do uso de antibióticos para bacteriúria assintomática em idosos residentes de ILPI, exceto em situações de procedimentos de aparelho geniturinário. Como regra geral, deve-se evitar coletar exames de urinálise e urocultura em pacientes assintomáticos.[22]

Nos casos sintomáticos e suspeitos de ITU em residentes de ILPI, recomenda-se sempre a realização de urinálise e urocultura antes do início de tratamento empírico com antibióticos. A escolha do antibiótico deve ser baseada na revisão de agentes infecciosos de culturas prévias (últimos 6 a 24 meses) e em perfil de sensibilidade a antimicrobianos. Na ausência dessas informações, podem ser usados antibióticos conforme as taxas de resistência local ou da ILPI.

No tratamento de ITU não complicada, recomendações internacionais indicam sulfametoxazol-trimetoprima e nitrofurantoína por 7 dias para uso empírico. É possível tratar ITU não complicada por 3 a 6 dias em pessoas idosas moradoras de ILPI que não estejam gravemente enfermas. Deve-se ter cuidado com a função renal, devendo ser evitados esses antibióticos em casos de *clearance* de creatinina abaixo de 15 e 30 mL/minuto, respectivamente. A fosfomicina é uma alternativa de tratamento empírico em casos de risco elevado de multirresistência. As quinolonas não são mais tratamento empírico de primeira linha.

Em casos de suspeita de ITU complicada, recomenda-se o uso de medicações parenterais de longa ação, como a ceftriaxona. A revisão de antibióticos a partir dos resultados de urocultura e antibiograma é sempre recomendada.[22]

## CONCLUSÃO

A assistência médica para idosos residentes de ILPI é marcada por particularidades que incrementam a complexidade no atendimento de emergências. É fundamental acessar informações sobre a ILPI, como o perfil de população residente, seus recursos estruturais e humanos, para as tomadas de decisões.

Uma boa relação e comunicação entre pronto-socorro/hospital e ILPI aumenta a eficiência e a eficácia na resolução das emergências médicas, mantendo a qualidade na resolução dos casos, com atendimentos e internações mais curtos e menor risco de reencaminhamentos às unidades de emergência.

### Referências bibliográficas

1. Brasil. Ministério da Saúde. Agência Nacional de Vigilância Sanitária. Diretoria Colegiada. Resolução da Diretoria Colegiada – RDC n. 502, de 27 de maio de 2021, dispõe sobre o funcionamento de Instituição de Longa Permanência para Idosos, de caráter residencial. Diário Oficial da União, Poder Executivo, Brasília, DF, 31/5/2021.
2. Creutzberg M, Gonçalves LHT, Sobottka EA, Ojeda BS. Long-term care institutions for elders and the health system. Rev Latino-Am Enfermagem. 2007;15(6):1144-9.
3. Camarano AA, Kanso S. Instituições de longa permanência para idosos no Brasil. R Bras Est Pop [Rio de Janeiro], 2010;27(1):233-5.
4. Gruneir A, Bronskill S, Bell C, Gill S, Schull M, Ma X, et al. Recent health care transitions and emergency department use by chronic long term care residents: a population-based cohort study. J Am Med Dir Assoc. 2012;13(3):202-6.
5. Gruneir A, Bell CM, Bronskill SE, Schull M, Anderson GM, Rochon PA. Frequency and pattern of emergency department visits by long-term care residents: a population-based study. J Am Geriatr Soc. 2010;58(3):510-7.
6. Lemoyne SE, Herbots HH, De Blick D, Remmen R, Monsieurs KG, Van Bogaert P. Appropriateness of transferring nursing home residents to emergency departments: a systematic review. BMC Geriatr. 2019;19(1):17.
7. Voyer P, Verreault R, Mengue P, Azizah G. Prevalence of falls with minor and major injuries and their associated factors among older adults in long-term care facilities. Int J Older People Nurs. 2007;2(2):119-30.
8. Fuller GF. Falls in the elderly. Am Fam Physician. 2000;61(7):2159-68, 2173-4.
9. Smith PW. Infection control in the long-term healthcare facility. Geriatrics. 1989;44 (Suppl A):11-4.

10. Jump RLP, Crnich CJ, Mody L, Bradley SF, Nicolle LE, Yoshikawa TT. Infectious diseases in older adults of long-term care facilities: update on approach to diagnosis and management. J Am Geriatr Soc. 2018;66(4):789-803.
11. Engelhart ST, Hanses-Derendorf L, Exner M, Kramer MH. Prospective surveillance for healthcare-associated infections in German nursing home residents. J Hosp Infect. 2005 May;60(1):46-50.
12. Herzig CTA, Dick AW, Sorbero M, Pogorzelska-Maziarz M, Cohen CC, et al. Infection Trends in US nursing homes, 2006-2013. J Am Med Dir Assoc. 2017 Jul 1;18(7):635.e9-635.e20.
13. Lucas PCC, Duarte YAO, Masuda ET, Trevisan CM, Palasio RGS, Ferreira PM, et al. Epidemiological characteristics of influenza-like illness outbreaks in long-term care facilities of the state of São Paulo, Brazil. Geriatr Gerontol Aging. 2021;15:e0210040.
14. Moyo P, Zullo AR, McConeghy KW, Bosco E, van Aalst R, Chit A, et al. Risk factors for pneumonia and influenza hospitalizations in long-term care facility residents: a retrospective cohort study. BMC Geriatr. 2020 Feb 10;20(1):47.
15. Carusone SC, Loeb M, Lohfeld L. Pneumonia care and the nursing home: a qualitative descriptive study of resident and family member perspectives. BMC Geriatr. 2006 Jan 23;6:2.
16. Comas-Herrera A, Zalakaín J, Lemmon E, Henderson D, Litwin C, Hsu AT, et al. (2020). Mortality associated with Covid-19 in care homes: international evidence. LTCcovid.org, International Long-Term Care Policy Network, CPEC-LSE, 1 st February 2021.
17. Wachholz PA, Ferri CP, Mateus E, Da Mata F, Villas-Boas P, Watanabe HAW, et al. The Covid-19 situation in Brazilian care homes and actions taken to mitigate infection and reduce mortality. LTCcovid.org, International Long-Term Care Policy Network, CPEC-LSE, September 2020. Available: https://ltccovid.org/2020/09/14/updated-report-covid-19-situation-in-brazilian-carehomes-and-actions-taken-to-mitigate-infection-and-reduce-mortality/.
18. D'Adamo H, Yoshikawa T, Ouslander JG. Coronavirus disease 2019 in geriatrics and long-term care: the ABCDs of Covid-19. J Am Geriatr Soc. 2020 May;68(5):912-7.
19. Aprahamian I, Cesari M. Geriatric syndromes and SARS-Cov-2: more than just being old. J Frailty Aging. 2020;9(3):127-9. doi:10.14283/jfa.2020.17. PMID: 32588023; PMCID: PMC7150530.
20. Javanian M, Barary M, Ghebrehewet S, Koppolu V, Vasigala V, Ebrahimpour S. A brief review of influenza virus infection. J Med Virol. 2021 Aug;93(8):4638-46.
21. Ewig S, Klapdor B, Pletz MW, Rohde G, Schütte H, Schaberg T, et al; Capnetz study group. Nursing-home-acquired pneumonia in Germany: an 8-year prospective multicentre study. Thorax. 2012 Feb;67(2):132-8.
22. Ashraf MS, Gaur S, Bushen OY, Chopra T, Chung P, Clifford K, et al.; Infection Advisory SubCommittee for AMDA – The Society of Post-Acute and Long-Term Care Medicine. Diagnosis, treatment, and prevention of urinary tract infections in post-acute and long-term care settings: a consensus statement from AMDA's Infection Advisory Subcommittee. J Am Med Dir Assoc. 2020 Jan;21(1):12-24.e2.

5

# Questões bioéticas

Naira Hossepian Salles de Lima Hojaij

## INTRODUÇÃO

O envelhecimento, como definiu López-Otín, é um fenômeno biológico de progressiva perda de integridade fisiológica, ocasionando prejuízo funcional, aumento de vulnerabilidade e morte.[1] Mas o envelhecer não é linear, é permeado de acometimentos de ordem psicossocial e ambiental ao longo do tempo, que o tornam heterogêneo e individual. Assim, podemos dar uma dimensão existencial única para cada indivíduo, em que cada ser experimenta em caráter singular o seu envelhecer. No entendimento dessa singularidade, cada situação exige o seu cuidado, cada ato médico exige a compaixão e a sensibilidade necessárias para a decisão mais apropriada, nem sempre a mais certa. No pensamento de Jean-François Malherbe: "Em cada decisão singular está implicado o futuro da humanidade, mesmo que seja de forma infinitesimal, assim como uma gota de água basta para fazer o copo transbordar".[2]

Diante dessa vulnerabilidade e heterogeneidade, para as decisões médicas a serem tomadas em situações emergenciais e limítrofes, especialmente na proximidade do fim da vida, são necessários direcionamentos éticos que auxiliem as resoluções e decisões de saúde para o caminho do mais apropriado, sensato e razoável.

## A RELAÇÃO ENTRE A VULNERABILIDADE E OS PRINCÍPIOS BIOÉTICOS NO ENVELHECIMENTO

A vulnerabilidade, segundo Henk ten Have, é um traço da condição humana e pode ser entendida como uma incapacidade significativa do ser humano de proteger seus próprios interesses.[3] A Declaração Universal sobre Bioética e Direitos Humanos da Unesco de 2005, em seus arts. 7 e 8, enuncia a obrigatoriedade do respeito pela vulnerabilidade humana, bem como pela integridade pessoal.[4] Segundo a Declaração, o ser vulnerável é alguém que tem cidadania frágil, que não consegue exercer seu direito à integridade física e psicológica como condição de acesso à plenitude existencial em sociedade. Portanto, os grupos particularmente vulneráveis devem ser protegidos sempre que a inerente vulnerabilidade humana se encontre agravada por circunstâncias várias.[4]

A vulnerabilidade e a redução da autonomia são fenômenos que podem estar ou não associados. Quando a perda da autonomia passa a ser irreversível, além de vulnerável, o indivíduo passa a ser suscetível a um sofrimento ainda maior. No espectro do processo de envelhecimento, quando o idoso tem plenas capacidades físicas, mentais e psicossociais, a autonomia é plena e a vulnerabilidade torna-se não perceptível. Esse é o envelhecimento chamado saudável ou bem-sucedido. No outro extremo, um envelhecimento com deteriorações que levam a incapacidade e prejuízo funcional traz alta vulnerabilidade ao idoso e reduz sua autonomia de maneira significativa (Figura 1).

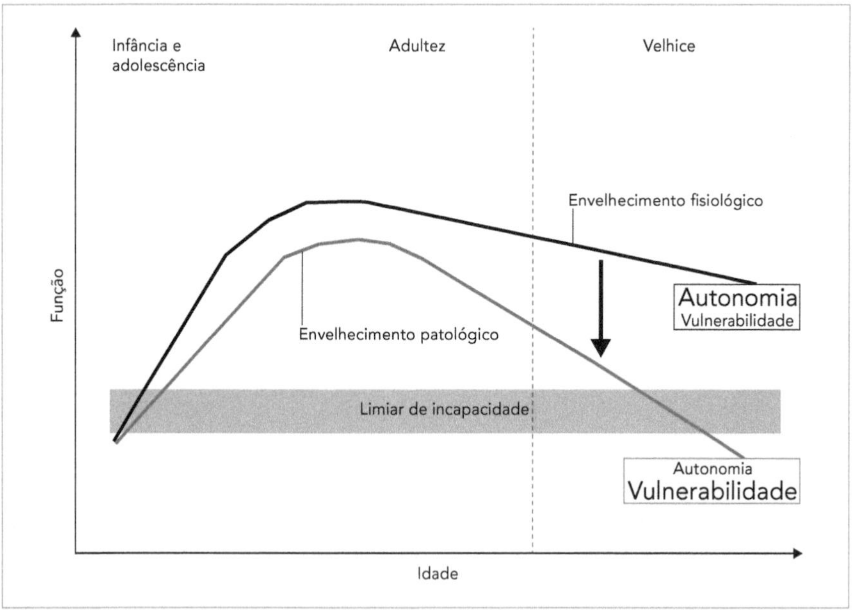


FIGURA 1 Relação da funcionalidade com autonomia e vulnerabilidade no envelhecimento.

Autonomia é uma propriedade constitutiva da pessoa humana, construída durante seu desenvolvimento moral desde o nascimento, e estabelecida quando o sujeito se torna apto a tomar decisões por si mesmo.[5] Segundo Immanuel Kant, enquanto autônomo, o indivíduo toma decisões e age conforme as normas e valores que escolheu. A autonomia, nesse caso, está associada à liberdade individual, embasada na vontade. A dignidade do ser humano é imperativa nesse pensamento. Como no imperativo prático de Kant, devemos "agir de tal maneira que usemos a humanidade, tanto na sua pessoa, como na pessoa de qualquer outro, sempre e simultaneamente, como fim e nunca simplesmente como meio", o que já define o ser idoso tão digno quanto todas as pessoas, sem julgamento de perdas e incapacidades, tendo os mesmos direitos perante a sociedade e as leis.[6]

De outro modo, seguindo o pensamento utilitarista de Bentham e Mill, a autonomia se embasa no agir útil, e não na vontade do sujeito. Desse modo, na concepção utilitarista, infringir o princípio de autonomia pode ser justificado quando existem outros objetivos desejáveis, se estes forem úteis e necessários para a proteção da pessoa. O utilitarismo permite, portanto, que em situações de vulnerabilidade da pessoa, como no caso de doença incapacitante, em especial em situações emergenciais, onde a capacidade de autonomia esteja diminuída, algum grau de paternalismo possa ser justificável, desde que respeitado o princípio bioético de beneficência máxima e não maleficência.[5]

Na Declaração Universal de Bioética e Direitos Humanos da Unesco, a autonomia se associa à responsabilidade individual, ao afirmar que "Deve ser respeitada a autonomia dos indivíduos para tomar decisões, quando possam ser responsáveis por essas decisões e respeitem a autonomia dos demais. Devem ser tomadas medidas especiais para proteger direitos e interesses dos indivíduos não capazes de exercer autonomia".[4]

Segundo o Principialismo bioético de Beauchamp e Childress, as pessoas devem ser respeitadas quanto a sua autonomia, e, para aquelas cuja autonomia esteja diminuída (vulneráveis), a proteção deverá ser instituída.[7]

O reconhecimento da própria vulnerabilidade é, portanto, para o indivíduo, o fortalecimento dos limites de sua autonomia e liberdade de escolha, o que é necessário para sua própria proteção. Provavelmente, o maior exercício de respeito à autonomia dentro da relação médico-paciente idoso seja o de valorizar as diretivas antecipadas de vontade e testamentos vitais. Enorme avanço nesse sentido foi dado em nosso país a partir da Resolução n. 1.995, de agosto de 2012, do Conselho Federal de Medicina (CFM), que dispõe sobre as diretivas antecipadas de vontade dos pacientes, reconhecendo, perante toda a sociedade, entre outras coisas, a influência da vontade do paciente na tomada de decisão médica.[8]

## ESTRATÉGIAS DE CUIDADOS AO IDOSO EM SITUAÇÃO DE RISCO BASEADAS NA VULNERABILIDADE E AUTONOMIA: MÉTODO DE DELIBERAÇÃO MORAL

O processo de tomada de decisão clínica envolve decisões médicas que podem se tornar difíceis, especialmente nas emergências. Diante das melhores evidências tecnocientíficas, as decisões que considerem aspectos de ordem ética individual e institucional respeitam os ideais de beneficência máxima ao paciente e de prudência.

Em uma situação clínica em que mais de um curso de ação possa existir, lançaremos mão de um método deliberativo com base nos fatos técnicos apresentados, no qual discutiremos as várias ações possíveis com base na valorização dos objetivos e preferências do paciente e/ou de seus familiares (valores aceitos pelo paciente/família), e nas recomendações éticas institucionais (valores aceitos pela instituição/equipe de saúde). Ao final da deliberação, há uma ação mais prudente, que possa beneficiar o paciente sem desrespeitar seus valores e tampouco os da equipe de saúde.

Esse método, proposto pelo bioeticista Diego Gracia para a resolução de conflitos bioéticos em situações de necessidade de tomada de decisão clínica, foi por ele chamado de "método de deliberação moral" e consiste nas seguintes etapas:

- Deliberação sobre os fatos (apresentação do caso e esclarecimento dos fatos).
- Deliberação sobre os valores (identificação dos problemas morais do caso; indicação do problema moral fundamental e identificação dos valores em conflito).
- Deliberação sobre os deveres (identificação dos cursos de ação extremos, intermédios e do ótimo).
- Deliberação sobre as responsabilidades (submeter o curso ótimo de ação às provas de consistência de tempo, publicidade e legalidade).[9]

A bioética, na visão de Gracia, "não tem outro objetivo que o de promover o melhor manejo dos valores no mundo da saúde, incrementando desse modo a correção e a qualidade das decisões de profissionais da saúde e usuários".[10]

Além da busca pelos valores, existem algumas prerrogativas necessárias para que a melhor decisão prevaleça, sem conflitos éticos: o estabelecimento de uma boa relação médico-paciente, mesmo que em tempo exíguo como no caso da emergência, com base em respeito, empatia, boa comunicação e confiança; a mudança do foco na doença para o foco nos objetivos de saúde do paciente ("medicina centrada no paciente"); a mudança de atitude paternalista para atitude deliberativa com compromisso de ouvir mais o paciente ("medicina narrativa"), encontrar caminhos alternativos e compartilhar decisões ("decisão compartilhada").[11-14]

Em situações de hospitalização por insultos agudos, a piora da vulnerabilidade e a perda de autonomia podem acontecer de maneira rápida e com impacto negativo ainda maior. Na concepção utilitarista, como exposto anteriormente, infringir o princípio de autonomia pode ser justificado quando existem outros objetivos desejáveis, se estes forem úteis e necessários para a proteção da pessoa. Desse modo, nas situações em que a autonomia se apresenta reduzida, o médico poderá escolher o melhor caminho de proteção ao paciente baseando-se na beneficência máxima, mesmo que os valores estejam registrados em um passado remoto e não mais na consciência plena e atual do paciente.[5]

Outro importante desafio, talvez um dos mais difíceis em termos morais, é o da alocação de recursos para a manutenção dos cuidados da saúde, quando os custos dessa operação se multiplicam de maneira exponencial com o avançar técnico-científico da medicina, e a população que envelhece necessita cada vez mais desses recursos. O envelhecimento é, de certa forma, resultado da capacidade técnica de melhorar a saúde das pessoas. No âmbito da saúde, as escolhas só se justificam eticamente se procedentes do imperativo da justiça, segundo o qual a equidade (distribuição igualitária e solidária) garante a justiça social. Mas o que fazer quando os recursos são escassos?

Em favor da dignidade humana, segundo Neves, há que intensificar a responsabilidade moral em três aspectos principais:

1. Adoção de comportamentos que promovam a saúde.
2. Conscientização da finitude do homem e dos limites inerentes a toda expressão humana.
3. Realização de escolhas ponderadas.

Somente dessa forma as diretrizes que orientem escolhas poderão instituir critérios de elegibilidade que possam ser aceitos nessa difícil escolha (p. ex., necessidade, eficácia, eficiência, responsabilidade individual).[15]

Assim conseguiremos tomar decisões clínicas difíceis, como nos dilemas éticos que contrapõem a garantia da vida a qualquer custo com recursos avançados e a garantia da dignidade com alívio de sintomas, cumprindo as etapas do método de deliberação moral proposto por Diego Gracia:[16]

- 1ª etapa – deliberar sobre os fatos: gravidade e prognóstico pela doença aguda associado a prognóstico pelas doenças de base e funcionalidade. O benefício do recurso proposto (p. ex., entubação orotraqueal e ventilação mecânica) será maior ou menor do que o malefício imposto (prolongamento de vida fútil quando o prognóstico é desfavorável pelas doenças de base)?
- 2ª etapa – deliberar sobre os valores: capacidade e autonomia de decisão baseada na biografia e na anamnese de valores. O paciente é capaz para a tomada de decisão? Diante da incapacidade permanente ou momentânea, quem é o representante legal que tomará a decisão? Existem diretivas antecipadas de vontade declaradas ou documentadas? Nesse momento, é fundamental a tentativa de comunicação com o médico que promove o atendimento longitudinal ao paciente, caso o familiar concorde em ouvi-lo. Além disso, os valores da própria equipe de saúde e da instituição devem estar consonantes, em especial nas situações de recursos limitados, como em desastres ou pandemia.
- 3ª etapa – deliberar sobre os deveres, estabelecendo cursos de ação: extremos (p. ex., entubação orotraqueal contra os valores do paciente ou sem compartilhamento adequado), intermediários p. ex., ventilação não invasiva durante a reflexão; promoção de cuidados clínicos emergenciais, como hidratação, antitérmico, oxigenioterapia e fisioterapia, até o tempo necessário para melhor comunicação e reflexão; reavaliação periódica sobre a decisão de utilização de recursos avançados) e o ótimo, que representa a decisão mais prudente, escolhida dentre os cursos de ação intermediários a partir da melhor indicação técnica e que mais se aproxima e respeita os valores do paciente.
- 4ª etapa – deliberar sobre as responsabilidades, por meio das provas:
  - Legalidade: "Essa decisão é legal?".
  - Publicidade: "Estaria disposto a defender publicamente a decisão tomada?".
  - Temporalidade: "Tomaria a mesma decisão se tivesse mais tempo para decidir?"

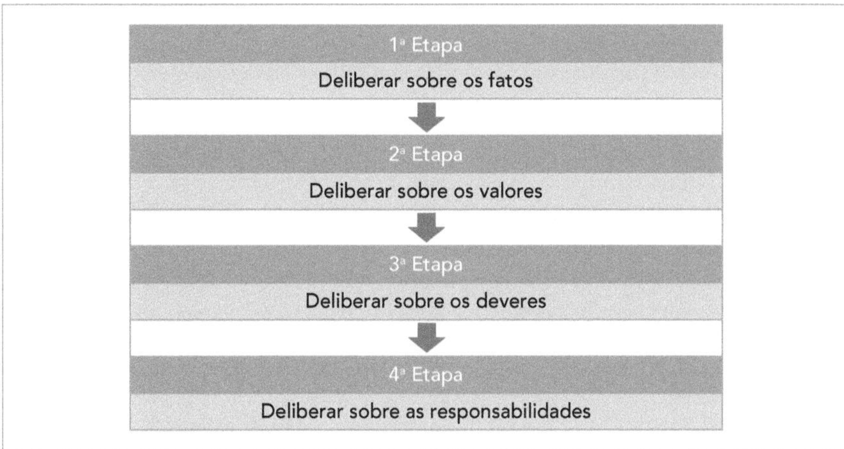


FIGURA 2 Método de deliberação moral de Diego Gracia.[9]

A partir dessa fase, devemos sempre reavaliar se os cuidados de conforto propostos e aceitos pelo paciente, família e equipe estão sendo efetivos, se não há sofrimento e desrespeito à dignidade humana e se todas as provas continuam sendo verdadeiras (Figura 2).

## CONCLUSÃO

Em uma era de alta tecnologia na medicina, com o aumento de expectativa de vida e maior carga de doenças crônico-degenerativas na população, a tomada de decisão clínica em situações de maior gravidade necessita de reflexões bioéticas associadas às decisões técnicas, respeitando a vulnerabilidade do idoso gravemente enfermo, seu direito à dignidade e, sempre que possível, sua autonomia.

Nas situações emergenciais, a tomada de decisão clínica deverá ser a mais prudente, que atinja o máximo de beneficência, observando a indicação técnica apropriada, os recursos disponíveis, a biografia e os valores do paciente. Como declarou Diego Gracia: "O importante não é tomarmos decisões clínicas corretas e, sim, prudentes".[10]

## Referências bibliográficas

1. López-Otín C, Blasco MA, Partridge L, Serrano M, Kroemer G. The hallmarks of aging. Cell. 2013;153.

2. Durand G. Introdução geral à bioética: história, conceitos e instrumentos. 3.ed. São Paulo: Centro Universitário São Camilo/Loyola; 2010.
3. Ten Have HAMJ, Jean MS, editors. The Unesco Universal Declaration on Bioethics and Human Rights. Background, principles and application. Paris: Unesco Publishing; 2009.
4. Unesco. Universal Declaration on Bioethics and Human Rights. Paris: Unesco; 2005. Available: http://unesdoc.unesco.org/images/0014/001461/146180E.pdf (acesso 10 abr 2009).
5. Segre M, Leopoldo e Silva F, Schramm FR. O contexto histórico, semântico e filosófico do princípio de autonomia. Revista Bioética. 1998;6(1):1-9.
6. Santin JR, Bettinelli LA. A bioética e o cuidado no envelhecimento humano: um olhar a partir do princípio da dignidade humana e dos direitos fundamentais. Rev Min Público do RS, Porto Alegre. 2011;69:141-55.
7. Beauchamp TL, Childress JF. Principles of biomedical ethics. New York: Oxford University Press; 1994.
8. Resolução CFM n. 1995/2012, publicada no DOU de 31 de agosto de 2012, Seção I, p.269-70. Available: http://www.portalmedico.org.br/resolucoes/CFM/2012/1995_2012 (acesso 15 jan 2023).
9. Gracia D. Pensar a bioética: metas e desafios. Bárbaro CA (trad.). São Paulo: Centro Universitário São Camilo; Loyola; 2010.
10. Gracia D. O importante não é tomarmos decisões clínicas corretas e, sim, prudentes. [Entrevista concedida ao Centro de Bioética do CREMESP, 19/4/2006]. Available: http://www.bioetica.org.br/?siteAcao=Entrevista (acesso 1 set 2022).
11. Reuben DB, Tinetti ME. Goal-oriented patient care: an alternative health outcomes paradigm. N Engl J Med. 2012 Mar 1;366(9):777-9.
12. Kon AA. The shared decision-making continuum. JAMA;2010 Aug 25;304(8).
13. Charon R. Narrative medicine: a model for empathy, reflection, profession, and trust. JAMA. 2001 Oct 17;286(15):1987.
14. Barry MJ, Edgman-Levitan S. Shared decision making: pinnacle of patient-centered care. N Engl J Med. 2012 Mar 1;366(9):780-1.
15. Neves MCP. Alocação de recursos em saúde: considerações éticas. Rev Bioética. 1999;7(2).
16. Zoboli E. Bioética clínica na diversidade: a contribuição da proposta deliberativa de Diego Gracia. Revista Bioethikos. 2012;6(1):49-57.

SEÇÃO II

# Urgências cardiopulmonares

6

# Síndrome coronariana aguda

Thiago Luis Scudeler

## INTRODUÇÃO

A doença arterial coronariana (DAC) continua a ser a principal causa de morte no mundo desenvolvido. A idade avançada é o fator de risco mais forte para DAC e preditor independente para desfechos ruins após uma síndrome coronariana aguda (SCA). As sociedades profissionais estabeleceram diretrizes para cuidados contemporâneos de pacientes com SCA.[1-4] A implementação de terapias baseadas em evidências diminuiu significativamente a mortalidade e a morbidade da SCA.[5,6] No entanto, esses avanços no manejo da SCA não melhoraram igualmente os resultados para idosos. Pacientes idosos vulneráveis continuam a ter alto risco de desfechos ruins, são menos propensos a receber cuidados baseados em evidências e têm altas taxas de mortalidade, independentemente dos tratamentos administrados.[7,8] Essas disparidades e desafios no cuidado de SCA em idosos são bem reconhecidas.[9-11]

## EPIDEMIOLOGIA

A prevalência exata e a taxa de incidência de SCA entre adultos mais velhos (≥ 75 anos) não são conhecidas. Cerca de 60% das internações por SCA são de pacientes com mais de 65 anos, e aproximadamente 85% dos óbitos por SCA ocorrem nessa faixa etária. Grandes registros mostraram que 32 a 43% das admissões por SCA sem supra de ST[9,12] e cerca de 24 a 28% das admissões por SCA com supra de ST envolveram pacientes com idade ≥ 75 anos.[10]

Pacientes idosos com SCA sem supra de ST têm sido sub-representados em ensaios clínicos nos quais indivíduos com mais de 75 anos representam menos de 10%, e com mais de 85 anos, menos de 2%.[13] Tanto na SCA com supra de ST quanto na SCA sem supra de ST, a idade avançada associa-se independentemente do aumento da mortalidade. A mortalidade é pelo menos três vezes maior em pacientes com mais de 85 anos em comparação com a faixa etária com menos de 65 anos. O tempo médio de sobrevida após um primeiro infarto do miocárdio (IM) é de 3,2 anos para homens e mulheres com idade ≥ 75 anos, enquanto é de 9,3 anos para homens e de 8,8 anos para mulheres com idade entre 65 e 74 anos; 17 anos para homens e 13,3 anos para mulheres de 55 a 64 anos, respectivamente.[6] Cada aumento de 10 anos na idade resulta em um aumento de 75% na mortalidade hospitalar em pacientes com SCA.

Tanto o Registro Global de Eventos Coronarianos Agudos (GRACE) quanto o banco de dados do Projeto de Auditoria Nacional de Isquemia Miocárdica do Reino Unido revelaram que idosos são mais propensos a apresentar SCA sem supra de ST em vez de SCA com supra de ST, e são mais propensos a ser mulheres, brancos e ter menor índices de massa corporal, maior prevalência de comorbidades como hipertensão, insuficiência cardíaca (IC), fibrilação atrial, ataque isquêmico transitório (AIT)/acidente vascular cerebral (AVC), anemia e insuficiência renal.[14,15]

Como resultado da melhoria da prevenção e do tratamento, há uma tendência de declínio da taxa de mortalidade por doenças cardiovasculares nos EUA e em outros países. Paradoxalmente, espera-se que a carga de SCA em idosos aumente por: (1) expansão da população com idade ≥ 65 anos à medida que a sociedade envelhece; (2) aumento da expectativa de vida; e (3) aumento da população de idosos com história de DAC decorrente de terapias aprimoradas. Isso também significa que a SCA é uma apresentação cada vez mais comum nas últimas fases da vida.

**Tome nota**

Tem sido demonstrado que os idosos que chegam ao pronto-socorro com SCA e queixa principal que não a dor torácica têm piores resultados:

- Maior mortalidade hospitalar.
- Maior taxa de erro diagnóstico.
- Maior chance de tratamento inadequado.

## FISIOPATOLOGIA

A DAC é resultado de processos de várias décadas que se entrelaçam com mecanismos gerais de envelhecimento.[16] O processo de aterogênese inclui lesão endotelial; deposição de partículas lipídicas (formação de estrias gordurosas); e resposta celular e inflamatória local (formação precoce de ateroma) seguida de progressão do ateroma com a formação e expansão de núcleo necrótico, capa fibrosa, acúmulo de matriz e vários graus de instabilidade da placa, entrelaçados com vários graus de formação de trombos. A marca registrada da SCA é o súbito desequilíbrio entre o consumo e a demanda miocárdica de oxigênio. Isso pode ser decorrente de trombose aguda e ruptura da placa, ou de aumento da oferta e demanda por meio de taquicardia, hipotensão ou anemia, por exemplo. Em adultos mais velhos, a aterosclerose caracteriza-se por lesões coronarianas mais extensas, maior prodomínio de envolvimento do tronco da coronária esquerda e mais extensas calcificações.[17]

## APRESENTAÇÃO CLÍNICA E DIAGNÓSTICO

### Sintomas

Pacientes idosos com SCA são menos propensos a apresentar dor torácica isquêmica típica em comparação com pacientes mais jovens. Os sintomas típicos de angina preditivos de IM em pacientes mais jovens foram menos úteis na previsão de IM na população idosa.[18] Sintomas autonômicos como dispneia, sudorese, náuseas e vômitos, pré-síncope ou síncope são mais comuns do que desconforto torácico em pacientes idosos com SCA. Os sintomas também podem ser menos prováveis de serem induzidos pelo esforço físico; em vez disso, eles são frequentemente precipitados por estressores hemodinâmicos, como infecção ou desidratação.[19] Outras comorbidades, como estado mental alterado, episódios de sangramento, histórico de quedas, atividades da vida diária prejudicadas e habilidades de comunicação prejudicadas também são características importantes na orientação do cuidado de pacientes com SCA.[20,21] Alto índice de suspeita de SCA, juntamente com a valorização doe seu contexto, deve ser mantido na avaliação do paciente idoso para obter o diagnóstico correto e o tratamento adequado.

**Tome nota**

1. Mais de 50% dos idosos com SCA esperam de 2 horas a 2,5 dias antes de procurar atendimento médico. Apenas 10 a 14% dos idosos com SCA chegam ao pronto-socorro dentro de 1 hora do início dos sintomas.
2. O reconhecimento de que a SCA também pode ocorrer no contexto de outras doenças agudas é importante.

## Exame físico

Um exame físico cuidadoso com foco no estado mental, sinais vitais, sopros cardíacos, sinais de insuficiência cardíaca e doença arterial periférica é fundamental para um diagnóstico preciso. A aparência geral do paciente idoso também pode fornecer informações sobre o estado nutricional e a fragilidade. O aumento do número de comorbidades pode tornar o paciente idoso com SCA menos cooperativo e mais suscetível à instabilidade hemodinâmica.

## Testes diagnósticos

### ECG

A aquisição e a interpretação precoce do ECG de 12 derivações, com traçados seriados (p. ex., em intervalos de 15 a 30 minutos durante a hora inicial de avaliação ou recorrência dos sintomas), são fundamentais para o diagnóstico precoce de SCA na pessoa idosa. As alterações dinâmicas do segmento ST e da onda T fornecem alta sensibilidade para detectar isquemia. A interpretação do ECG pode ser desafiadora por alterações preexistentes, presença de marca-passo e atrasos de condução.

O ECG é menos propenso a demonstrar desvio acentuado do segmento ST. Pacientes idosos apresentam mais frequentemente SCA sem supra de ST do que SCA com supra de ST. Em virtude do aumento da prevalência de bloqueio de ramo esquerdo (BRE) com a idade, os idosos com BRE apresentam desafios únicos.[9]

**Tome nota**

1. Apresentações atípicas, ausência de dor torácica e ECG não diagnósticos são comuns em idosos com SCA sem supra de ST, portanto um alto índice de suspeita se justifica.
2. Em idosos acima de 75 anos há predominância das síndromes coronarianas sem supradesnivelamento do segmento ST sobre as síndromes coronarianas com supradesnivelamento do segmento ST.

### Biomarcadores cardíacos seriados

As enzimas cardíacas são sensíveis e específicas para o diagnóstico da SCA. Indivíduos idosos têm altos níveis de troponinas (cTn) basais (20% de idosos residentes na comunidade com ≥ 70 anos têm nível de cTn acima de 99% como linha de base). A avaliação clínica cuidadosa é essencial para diferenciar SCA de uma variedade de condições agudas e crônicas que também levam à necrose miocárdica (IM tipo 2).[22] Maior proporção da população idosa com SCA apresenta níveis elevados de peptídeo natriurético tipo (BNP). BNP elevado na SCA prediz pior desfecho.[23,24] Portanto, a medida do BNP pode fornecer informações prognósticas sobre insuficiência cardíaca com SCA em idosos e seu risco de mortalidade.

> **Tome nota**
> É comum a presença de níveis basais elevados de troponina em pacientes idosos na ausência de SCA.

### Outros testes

A avaliação precoce da estrutura e função cardíaca pela ecocardiografia agrega valor diagnóstico e prognóstico e orienta a terapia. Uma causa cardiovascular não isquêmica de dor torácica (taquiarritmias, como fibrilação atrial) é comum em idosos que apresentam sintomas de SCA. Causas não cardíacas de dor torácica e biomarcadores cardíacos anormais também ocorrer em pacientes com anemia, insuficiência renal, desidratação, distúrbios metabólicos e eletrolíticos e infecções.

Para obter um diagnóstico preciso são necessários história e exame físico adequados, exames laboratoriais e estudos de imagem apropriados.

## ESTRATIFICAÇÃO DE RISCO

Em geral, os pacientes de maior risco isquêmico com SCA necessitam de estratégias mais agressivas, em particular estratégias antitrombóticas, anticoagulantes e de revascularização, para reduzir o risco de desfecho clínico adverso importante (óbito, isquemia recorrente/IM) e muitas vezes obter o maior benefício desses tratamentos. Fatores prognósticos que predizem maior risco isquêmico em sistemas de pontuação validados para SCA, como escore de risco TIMI, escore Grace e índice de risco TIMI, também auxiliam na predição de risco de sangramento ao receber terapias agressivas (Quadro 1).

A idade é um dos mais importantes preditores de risco na SCA sem supra de ST. Pacientes com idade ≥ 75 anos têm pelo menos o dobro da taxa de mortalidade daqueles ≤ 75 anos. Conforme previsto, todos os idosos com SCA (com ou sem supra de ST) com cTn elevada com ou sem alterações do segmento ST no ECG são de alto risco e poderiam se beneficiar de terapia agressiva. Todavia, esses pacientes também têm um risco aumentado de sangramento.[25,26]

A fragilidade que denota vulnerabilidade aumentada e reserva fisiológica diminuída na população idosa é um preditor forte e independente de aumento da mortalidade, maior tempo de internação e aumento do risco de sangramento e morbidade em pacientes idosos com SCA.[27,28] Declínio funcional basal em pacientes idosos com SCA[27,28] também é preditivo de desfecho adverso nesses pacientes.[29] Um estudo recente descobriu que um *status* positivo sugerido pelo escore *Gold Standards Framework* (GSF), que incorporou critérios de doenças em estágio terminal e critérios cardiovasculares do escore Grace, prediz independentemente eventos não cardiovasculares em pacientes com SCA, enquanto o escore Grace prevê eventos cardiovasculares nessa população.[30]

QUADRO 1 Fatores de risco incluídos nos principais sistemas de pontuação de risco para prever desfechos isquêmicos e hemorrágicos na SCA

| Fatores clínicos | Preditor de risco CV | Preditor de risco de sangramento | Preditor de sobrevida a longo prazo |
|---|---|---|---|
| Idade avançada | ↑↑ | ↑↑ | ↓ |
| *Diabetes mellitus* | ↑ | ↑ | ? |
| Sexo masculino | ↑ | ↓ | ? |
| Insuficiência renal | ↑ | ↑↑ | ↓↓ |
| Anemia | ↑ | ↑↑ | ? |
| DAC, AVC ou DAP prévia | ↑ | ↑ | |
| Classe Killip | ↑ | ? | ↓↓ |
| Desvio do segmento ST | ↑ | ? | ? |
| Biomarcadores cardíacos elevados | ↑ | ? | ↓ |
| Fragilidade/declínio funcional | ↑ | ? | ↓↓ |

AVC: acidente vascular cerebral; CV: cardiovascular: DAC: doença arterial coronariana; DAP: doença arterial periférica; SCA: síndrome coronariana aguda.

A anatomia coronariana também difere entre pacientes idosos e mais jovens, com maior número de lesões coronarianas presente nos pacientes mais idosos, como se vê na Tabela 1.

TABELA 1 Porcentagem de lesões coronarianas com o aumento da idade

| Porcentagem de lesões coronarianas de acordo com as faixas etárias | | |
|---|---|---|
| Lesões coronarianas | < 75 anos (%) | ≥ 75 anos (%) |
| Uniarterial | 45,9 | 29,8 |
| Biarterial | 30,8 | 36 |
| Triarterial | 23,3 | 34,2 |

Fonte: Mehta et al. (2010).[31]

# TRATAMENTO

O manejo de pacientes idosos com SCA deve ser individualizado e equilibrado com base nos riscos isquêmicos, riscos de complicações, expectativa de vida estimada, comorbidades, qualidade de vida, desejos do paciente e os riscos e benefícios estimados da revascularização.[9,10]

A fragilidade tem demonstrado estar associada a risco aumentado de mortalidade, maior permanência hospitalar, maior uso de recursos e maior risco de *delirium*. Mulheres idosas frágeis são um grupo particularmente de alto risco, pois o sexo feminino tem se mostrado um preditor independente de fragilidade em pacientes idosos com SCA, e tem se mostrado associado a maior mortalidade.

A definição de "idoso" também está evoluindo. Anteriormente, um paciente com idade > 75 anos era definido como idoso, mas hoje em dia, com o aumento da idade da população em geral, esse limite é menos definido.[32] Além disso, a porcentagem de pessoas muito idosas aumentou, e elas são uma população ainda menos representada nas coortes de ensaios clínicos randomizados. Dada a pequena proporção de pacientes idosos em ensaios clínicos randomizados, torna-se necessário avaliar cuidadosamente o paciente individual, com relação às suas comorbidades, qualidade de vida, relação risco/benefício estimada da estratégia invasiva ou conservadora e preferência do paciente. De fato, para o manejo da SCA em pacientes idosos (Figura 1), pode ser útil especificar uma abordagem clínica metodológica geral: a idade cronológica não deve constituir uma razão suficiente para influenciar qualquer escolha clínica. Pelo contrário, a idade biológica e a condição geral do paciente (comorbidades, estado cognitivo e funcional e fragilidade) devem ser consideradas. Em particular, é importante estimar a fragilidade do paciente.

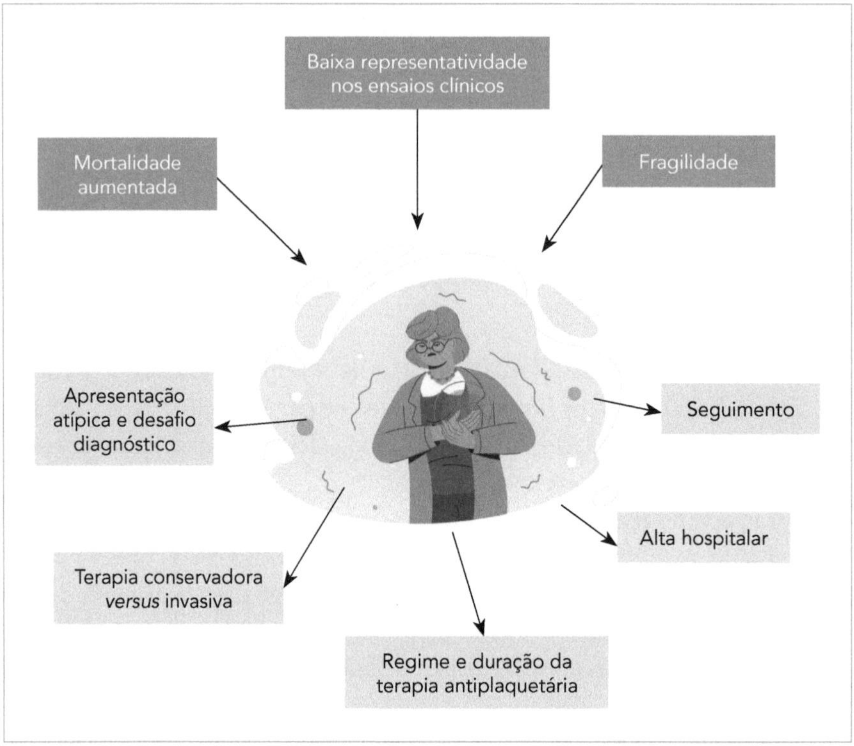


FIGURA 1 Pacientes idosos com síndrome coronariana aguda: etapas desafiadoras.

**Tome nota**

1. Diversos estudos excluíram os extremos de idade, ou pacientes com presença de comorbidades ou outras doenças sistêmicas graves. A maior parte das evidências para o tratamento da SCA em idosos baseia-se em registros da prática clínica ou na subanálise de estudos clínicos e não em ensaios clínicos randomizados.
2. A fragilidade está associada a risco aumentado de mortalidade, maior permanência hospitalar, maior uso de recursos e maior risco de *delirium*.
3. Escores de estratificação de risco de fragilidade, como a Escala de Fragilidade Clínica, têm mostrado serem preditores independentes de mortalidade após IAM com supra de ST; assim, seu uso para a estratificação de risco desses pacientes pode melhorar os resultados clínicos.
4. Há uma necessidade não atendida de ensaios clínicos randomizados para orientar a aplicação da avaliação da fragilidade em idosos com doença cardíaca.

## Farmacoterapia

O padrão de atendimento para pacientes com SCA em geral se aplica a idosos, com os objetivos comuns de obter alívio imediato da isquemia, prevenir maiores danos miocárdicos e evitar complicações e morte. No entanto, os efeitos colaterais dos medicamentos são geralmente mais comuns em pacientes idosos com SCA; portanto, atenção especial é necessária para monitorar e reduzir os efeitos colaterais, principalmente no cenário de polifarmácia.

Terapias antiplaquetárias e/ou anticoagulantes adjuvantes são indicadas (Quadro 2). A bivalirudina pode proporcionar benefícios na redução do sangramento em comparação com heparina não fracionada (HNF) mais inibidor de glicoproteína (GP) IIb/IIIa para apoiar a revascularização. A combinação de inibidores da GP IIb/IIIa e medicamentos fibrinolíticos de dose total está associada a altas taxas de sangramento e hemorragia intracraniana (HIC) em idosos. Suporte de oxigênio para pacientes hipoxêmicos, terapias antianginosa, antiplaquetária e anticoagulante também são geralmente indicadas com cautela especial para pacientes idosos com SCA (Quadro 2).

O uso do escore Precise-Dapt é recomendado para orientar a duração da terapia antiplaquetária dupla após uma SCA, sugerindo uma abordagem antitrombótica mais conservadora em pacientes com escore ≥ 25.[33] Vale ressaltar que uma idade de 75 anos ou mais dá 12 pontos na escala. Portanto, a maioria dos pacientes idosos terá valores Precise-Dapt ≥ 25, ou seja, são classificados como de alto risco hemorrágico apenas pela idade.

Alguns estudos sugerem que esse ponto de corte pode não ser a abordagem mais ideal em pessoas de idade avançada, ainda mais considerando seu risco trombótico mais alto usual (maior prevalência de diabetes, doença vascular periférica, doença arterial coronariana extensa etc.).[34] O uso de limiares ajustados no paciente mais velho provavelmente pode ser uma abordagem mais racional para prever o risco de sangramento.

QUADRO 2 Farmacoterapia para SCA em idosos

| Agentes | Comentários em pacientes idosos |
|---|---|
| Antiplaquetários orais | |
| Aspirina | Benéfico: indicado, bem tolerado. |
| Inibidores do receptor P2Y12 | |
| Clopidogrel | Benéfico: indicado, bem tolerado. |
| Prasugrel | Contraindicação relativa em idade ≥ 75 anos; peso corporal < 60 kg; e história de AVC/AIT. |

(continua)

QUADRO 2 Farmacoterapia para SCA em idosos *(continuação)*

| Agentes | Comentários em pacientes idosos |
|---|---|
| Ticagrelor | Mais potente que o clopidogrel, pode ter melhor resultado, sem aumento do risco de sangramento; duas vezes ao dia e o custo pode ser problemático para adultos mais velhos. |
| Inibidor de GP IIb/IIIa | Benéfico em conjunto com ICP e heparina em idosos com risco aumentado de sangramento que requer transfusão. |
| Anticoagulantes | |
| HNF | Benéfico: pode adicionar inibidor GP com ICP. |
| Enoxaparina | Pode ser usado antes da ICP; sem *bolus* com dosagem reduzida para ≥ 75 anos de idade; aumento do risco de sangramento. |
| Fondaparinux | Não recomendado como anticoagulante único para ICP em razão de trombose de cateter; aumento do risco de sangramento em idosos. |
| Bivalirudina | Monoagente para ICP, tem eficácia comparável a HNF+inibidor GP, mas reduz o risco de sangramento comparado com HNF+inibidor GP em idosos com SCA. |
| Inibidores do fator Xa | Rivaroxabana e apixabana (somente rivaroxabana aprovada para prevenção secundária). |
| Fibrinolíticos | Apenas para IAM com supra de ST quando se espera um atraso > 120 min no tempo porta-balão; a idade avançada aumenta o risco de hemorragia intracraniana; meia dose para ≥ 75 anos; agentes fibrino-específicos têm menor risco de sangramento em idosos. |
| Nitroglicerina | Melhora os sintomas, reduz a pré-carga do VE, aumenta o fluxo coronariano. Cuidado com a hipotensão. |
| Betabloqueadores | Betabloqueadores orais beneficiam mais idosos do que adultos jovens. Betabloqueadores IV são prejudiciais na SCA com apresentação de insuficiência cardíaca. |
| iECA/BRA | Benéfico com FEVE reduzida – cuidado na presença de DRC. |
| Estatinas | Maior benefício em idosos do que em adultos mais jovens. Os efeitos colaterais são mais comuns também, intensidade moderada talvez tão boa quanto estatina de alta intensidade. |

AIT: ataque isquêmico transitório; AVC: acidente vascular cerebral; BRA: bloqueadores do receptor de angiotensina; DRC: doença renal crônica; FEVE: fração de ejeção do ventrículo esquerdo; GP: glicoproteína IIb/IIIa; HNF: heparina não fracionada; ICP: intervenção coronariana percutânea; iECA: inibidores da enzima conversora de angiotensina; IV: intravenoso; SCA: síndrome coronariana aguda; VE: ventrículo esquerdo.

**Tome nota**

1. Dada a ocorrência comum de disfunção renal e de fatores que alteram o metabolismo do fármaco, a atenção à dosagem terapêutica é crucial. A depuração de creatinina deve ser calculada para todos os pacientes idosos (≥ 75 anos) no momento do atendimento.
2. Dada a alta prevalência de fibrilação atrial (FA) nos idosos, a necessidade de anticoagulação por longo prazo é comum neste grupo. Todavia, há limitação de dados sobre o uso concomitante de dupla antiagregação plaquetária e anticoagulação. Enquanto não existe nenhuma diretriz sobre o assunto, alguns cardiologistas usam tripla terapia por curto prazo (2-4 semanas), com interrupção da aspirina e manutenção do inibidor P2Y12 (preferencialmente clopidogrel, por até 12 meses) e uso de um anticoagulante oral direto.

## Revascularização coronariana

Em geral, os pacientes idosos com SCA de alto risco se beneficiam da terapia de revascularização, não apenas em termos de sobrevida, mas também melhorando a qualidade de vida e a capacidade funcional. As diretrizes de revascularização para SCA com e sem supra de ST são geralmente aplicáveis aos adultos mais velhos (Quadro 3). A angiografia e a intervenção coronariana percutânea (ICP) são geralmente seguras, com altas taxas de sucesso. No entanto, os riscos aumentados de AVC e sangramento associados à revascularização requerem consideração cuidadosa e equilíbrio entre benefícios e riscos.[35-37] No entanto, os dados para orientar essa estratificação de risco invasiva em idosos são limitados, de modo que a decisão do tratamento permanece no domínio do julgamento clínico.

Sabe-se que pacientes idosos são menos submetidos a estratégia invasiva para SCA sem supra de ST. No entanto, análises de diversos ensaios clínicos sugerem um benefício da estratégia invasiva principalmente em pacientes com > 65 anos (Figura 2).

**Tome nota**

1. Estudos sugerem que *stents* farmacológicos são pereferíveis aos *stents* convencionais se a curta duração da dupla antiagregação plaquetária é desejada por razões específicas, como risco de sangramento.
2. Em pacientes idosos, a abordagem transradial para ICP tem maior taxa de sucesso técnico, apesar das características anatômicas muitas vezes complexas e da menor taxa de complicações em comparação com a abordagem transfemoral.
3. A abordagem invasiva precoce é uma estratégia de tratamento segura na maioria dos pacientes idosos com SCA sem supra de ST, resultando em resultados clínicos positivos, como menores taxas de morte e IM.

QUADRO 3 Recomendações das principais diretrizes para o manejo da SCA em idosos

| SCA | Recomendações | Classe, nível de evidência | *Guidelines* |
|---|---|---|---|
| SCA com supra de ST | Um alto índice de suspeita de IAM deve ser mantido em mulheres, diabéticos e pacientes idosos com sintomas atípicos. | I, B | 2023 ESC guideline para SCA |
| | Atenção especial deve ser dada à dosagem adequada de antitrombóticos em idosos e pacientes com insuficiência renal. | I, B | |
| SCA sem supra de ST | Pela apresentação atípica frequente, pacientes idosos (> 75 anos) devem ser investigados para SCA sem supra de ST com baixo nível de suspeição. | I, C | 2023 ESC guideline para SCA |
| | As decisões de tratamento em idosos (> 75 anos) devem ser tomadas no contexto da expectativa de vida estimada, comorbidades, qualidade de vida e desejos e preferências do paciente. | I, C | |
| | A escolha e a dosagem de drogas antitrombóticas devem ser adaptadas em pacientes idosos para evitar a ocorrência de efeitos adversos. | I, C | |
| | Pacientes idosos devem ser considerados para uma estratégia invasiva precoce com a opção de possível revascularização, após cuidadosa ponderação dos riscos e benefícios. | IIa, B | 2025 AHA/ ACC guideline para SCA sem supra de ST |
| | Pacientes idosos com SCA sem supra de ST devem ser tratados com terapia otimizada, uma estratégia invasiva precoce e revascularização conforme apropriado. | I, A | |
| | A farmacoterapia em pacientes idosos com SCA sem supra de ST deve ser individualizada, e a dose ajustada por peso e/ou CrCl para reduzir eventos adversos causados por alterações relacionadas à idade na farmacocinética/dinâmica, volume de distribuição, comorbidades, interações medicamentosas e aumento da sensibilidade aos medicamentos. | I, A | |
| | As decisões de manejo para pacientes idosos com SCA sem supra de ST devem ser centradas no paciente e considerar as preferências/objetivos do paciente, comorbidades, estado funcional e cognitivo e expectativa de vida. | I, B | |
| | A bivalirudina, em vez de um inibidor de GPIIb/IIIa mais HNF, é razoável em pacientes mais velhos com SCA sem supra de ST, tanto inicialmente quanto na ICP, dada a eficácia semelhante e o menor risco de sangramento. | IIa, B | |

(continua)

QUADRO 3 Recomendações das principais diretrizes para o manejo da SCA em idosos *(continuação)*

| SCA | Recomendações | Classe, nível de evidência | *Guidelines* |
|---|---|---|---|
| | É razoável escolher CRM em vez de ICP em pacientes idosos com SCA sem supra de ST que são candidatos apropriados, particularmente aqueles com *diabetes mellitus* ou DAC complexa de 3 vasos (p. ex., pontuação Syntax > 22), com ou sem envolvimento da artéria DA proximal, com o objetivo de reduzir eventos CV, readmissão e melhorar a sobrevida. | IIa, B | |

CrCl: depuração de creatinina; CRM: cirurgia de revascularização do miocárdio; CV: cardiovascular; DA: descendente anterior esquerda; GP: glicoproteína; HNF: heparina não fracionada; ICP: intervenção coronariana percutânea; SCA: síndrome coronariana aguda.

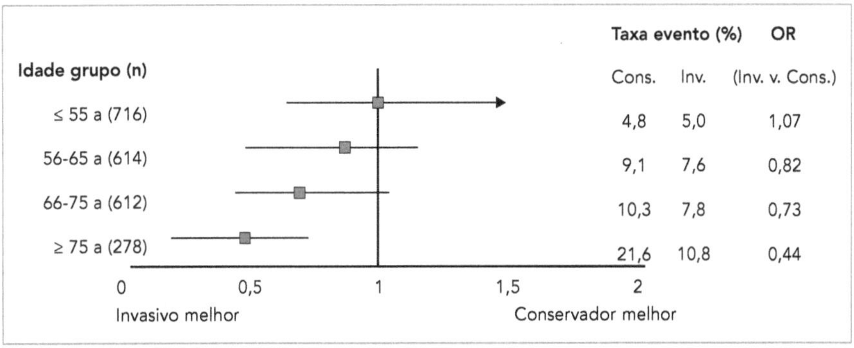


FIGURA 2 Maior benefício do tratamento invasivo em pacientes idosos com SCA.
FONTE: FOX ET AL. (2010).[38]

## SCA com supra de ST

A reperfusão oportuna é a pedra angular no cuidado de pacientes com IM com supra de ST e é aplicável à população de pacientes idosos. Mesmo os pacientes muito idosos com IM com supra de ST têm resultados pós-IM razoáveis quando tratados agressivamente com terapia de reperfusão. Em todas as faixas etárias, a ICP primária com colocação de *stent* é a estratégia preferida em relação à trombólise, quando a ICP primária é viável e oportuna. Em pacientes idosos com IM com supra de ST de alto risco, a ICP primária geralmente também é segura. Isso resulta em um benefício de sobrevida ainda maior para os mais velhos em comparação com os mais jovens, reduz o risco de reinfarto e a revascularização do vaso-alvo e está associado a menor taxa de hemorragia intracraniana.

A ICP primária também pode proporcionar benefício de sobrevida em idosos com IM com supra de ST com choque cardiogênico.[39] Em comparação com placebo, a terapia fibrinolítica reduz a mortalidade por IAM com supra de ST em idosos até a idade de 85 anos.[40] Atualmente, em pacientes idosos com IM com supra de ST, a terapia fibrinolítica deve ser usada apenas se o infarto está confirmado, apresentando ≤ 12 horas após o início dos sintomas e com atraso de ≥ 120 minutos do tempo porta-balão e sem contraindicações.[35,36,41,42]

Pacientes idosos com IM com supra de ST recebendo terapia fibrinolítica devem ser imediatamente transferidos para um centro com hemodinâmica para angiografia e revascularização precoces.[43,44] Em adultos mais velhos, a cirurgia de revascularização do miocárdio (CRM) tem um papel limitado na fase aguda do IM com supra de ST com risco de mortalidade excessivo, a menos que em situações de falha de ICP, anatomia coronariana não passível de ICP ou que exijam reparo cirúrgico de complicações mecânicas (defeito do septo ventricular, ruptura de músculo papilar, ruptura de parede livre).

## SCA sem supra de ST

Os adultos mais velhos com SCA sem supra de ST têm geralmente risco isquêmico mais elevado do que os grupos mais jovens. Uma estratégia invasiva precoce em comparação com uma estratégia guiada por isquemia mostra ter mais benefícios em idosos do que em pacientes mais jovens, a menos que haja comorbidades extensas e proibitivas (p. ex., insuficiência hepática, renal, pulmonar, câncer etc.).[35,45,46] O avanço do equipamento e da técnica tornou a ICP mais segura para pacientes muito idosos (≥ 90 anos), com altas taxas de sucesso e diminuição do risco de sangramento maior.

Embora a maior redução do risco de morte/IM com uma estratégia invasiva precoce tenha ocorrido naqueles ≥ 75 anos, essa estratégia foi associada a aumento significativo do risco de sangramento. Pacientes idosos com SCA sem supra de ST e *diabetes mellitus* têm maior vantagem de sobrevida com a CRM como modalidade de revascularização. No entanto, as taxas de mortalidade operatória e o risco de complicações (ou seja, acidente vascular cerebral) para CRM em pacientes idosos são substanciais (até 8% em ≥ 80 anos de idade). A hospitalização prolongada e a recuperação pós-cirúrgica em idosos também são significativas.

## CUIDADOS PÓS-SCA NO IDOSO

Os adultos mais velhos são mais suscetíveis a complicações da SCA. Na fase aguda, essas complicações incluem, mas não estão limitadas a:

1. Complicações relacionadas à isquemia [insuficiência cardíaca; pericardite pós-IM; arritmia (arritmia ventricular e atrial, mau funcionamento do sistema de condução); complicações mecânicas de isquemia, ou seja, ruptura do músculo papilar, defeito do septo ventricular, ruptura de parede livre].
2. Complicações do procedimento (sangramento no local de acesso/hematoma, sangramento retroperitoneal, AVC, derrame pericárdico).
3. Sangramento decorrente de terapia antiplaquetária e anemia.
4. Insuficiência renal.
5. Hipotensão por excesso de medicamentos.
6. Efeitos adversos de novos medicamentos.

Pós-SCA, os pacientes idosos apresentam alto risco de reinternação e óbito tanto de etiologia cardiovascular quanto não cardiovascular. Há aumento de 50% no risco de mortalidade para cada aumento de 10 anos na idade a partir dos 65 anos.[47]

Atualmente, não há diretrizes específicas e/ou trajetórias de cuidado integradas disponíveis para o manejo de pacientes idosos com SCA no momento da alta. É essencial selecionar a melhor trajetória pós-alta com base no risco clínico e funcional, levando em consideração as comorbidades do paciente, o tempo de internação hospitalar, a fração de ejeção do ventrículo esquerdo no momento da alta, o estado mental e a disponibilidade de cuidadores (Figura 3).

### Reabilitação cardíaca e exercícios

Programas abrangentes de reabilitação cardíaca fornecem educação ao paciente, identificam e monitoram fatores de risco, abordam a modificação do estilo de vida, fornecem suporte psicossocial e aprimoram o treinamento físico para pacientes com SCA.[48] Esses programas foram testados de forma robusta e comprovadamente são benéficos para todas as faixas etárias de pacientes com SCA.

A terapia com exercícios melhora a capacidade funcional, a aptidão cardiorrespiratória e a percepção de bem-estar, além de reduzir a taxa de eventos

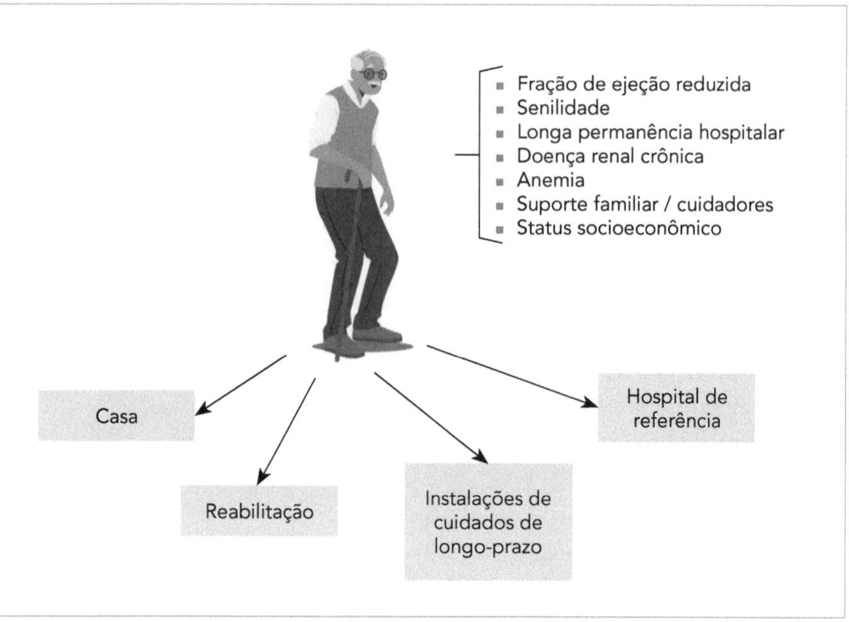


FIGURA 3 Alta hospitalar de idosos com síndromes coronarianas agudas.

cardíacos. Cada aumento na capacidade máxima de exercício está associado a redução no risco de mortalidade por todas as causas em todas as faixas etárias, incluindo pacientes idosos. Pacientes idosos com SCA devem ser incentivados a participar de reabilitação cardíaca. No entanto, o índice de encaminhamento e participação em programas de reabilitação cardíaca por idosos ainda é muito baixo.

## COEXISTÊNCIA DE DAC GRAVE COM ESTENOSE AÓRTICA GRAVE: OPÇÕES DE TRATAMENTO

A DAC é a comorbidade mais comum que influencia os resultados após a substituição da valva aórtica.[50-52] De fato, em pacientes que apresentam estenose aórtica (EAo) grave, a DAC é frequentemente encontrada incidentalmente com implicações de sobrevida subestimadas. Em comparação com os pacientes com EAo isolada, aqueles com DAC concomitante são mais propensos a serem sintomáticos, hipertensos, com fração de ejeção menor e maior carga aterosclerótica. Em ambos os grupos, pacientes idosos e mais sintomáticos tendem a apresentar piores desfechos. Esses achados sugerem que pacientes idosos com

EAo e fatores de risco para DAC devem ser investigados para aterosclerose antes da avaliação para substituição da valva aórtica.

As diretrizes atuais recomendam tratar as estenoses coronarianas significativas no momento da substituição cirúrgica da valva aórtica.[53] Aqueles com comorbidades avançadas e/ou fragilidade podem se benificiar apenas do tratamento clínico da DAC.[54] A opção que está se tornando mais comum no tratamento da EAo grave é a substituição transcateter da válvula aórtica (TAVR, em inglês).

Ao avaliar pacientes idosos com DAC para TAVR, o seguinte deve ser considerado: alterações hemodinâmicas durante TAVR na presença de DAC significativa não revascularizada especificamente durante estimulação ventricular rápida e insuflação do balão durante TAVR, grau de necessidade de revascularização com base na gravidade e complexidade da DAC e evidência de isquemia, as opções viáveis de revascularização (ICP ou cirúrgica), a segurança de realizar ICP em pacientes com EAo grave, o momento da ICP em relação à TAVR e o tipo de *stent* e regime antiplaquetário.[53]

**Tome nota**

1. Nos casos de DAC e EAo grave concomitante, embora grandes estudos ainda estejam em andamento, os estudos disponíveis até o momento mostraram melhor sucesso nos resultados com uma abordagem de ICP antes da TAVR nesses pacientes em comparação com a terapia médica isolada ou ICP e TAVR simultâneos.
2. A substituição percutânea da valva aórtica, a angiografia coronariana e o implante de *stent* têm sido realizados em octogenários com baixas taxas de complicações e resultados razoavelmente bons com o uso de cateteres e técnicas angiográficas-padrão.
3. A oclusão do apêndice atrial esquerdo tem sido realizada em pacientes com fibrilação atrial que apresentam contraindicação aos anticoagulantes orais ou risco de sangramento elevado, o que também pode ser considerado em pacientes submetidos à TAVR.

## Referências bibliográficas

1. Rao SV, O'Donoghue ML, Ruel M, Rab T, Tamis-Holland JE, Alexander JH, Baber U, et al. 2025 ACC/AHA/ACEP/NAEMSP/SCAI Guideline for the Management of Patients With Acute Coronary Syndromes: A Report of the American College of Cardiology/ American Heart Association Joint Committee on Clinical Practice Guidelines. Circulation. 2025;151(13):e771-e862.

2. Byrne RA, Rossello X, Coughlan JJ, Barbato E, Berry C, Chieffo A, et al; ESC Scientific Document Group. 2023 ESC Guidelines for the management of acute coronary syndromes. Eur Heart J 2023;44(38):3720-3826.
3. The National Institute for Health and Care Excellence Myocardial infarction with ST-segment elevation: acute management, 2013. The National Institute for Health and Care Excellence website. Available: https://www.nice.org.uk/guidance/cg167/resources/myocardial-infarction-with-stsegment-elevation-acute-management-35109696806341.
4. The National Institute for Health and Care Excellence Unstable angina and NSTEMI: early management, 2010. The National Institute for Health and Care Excellence website. Available: https://www.nice.org.uk/guidance/cg94/resources/unstable-angina-and-nstemi-early-management-975749355205.
5. Fox KA, Steg PG, Eagle KA, Goodman SG, Anderson Jr FA, Granger CB, et al. Decline in rates of death and heart failure in acute coronary syndromes, 1999-2006. JAMA. 2007;297:1892-900.
6. Mozaffarian D, Benjamin EJ, Go AS, Arnett DK, Blaha MJ, Cushman M, et al. Heart disease and stroke statistics-2015 update: a report from the American Heart Association. Circulation. 2015;131:e29-e322.
7. Alexander KP, Roe MT, Chen AY, Lytle BL, Pollack Jr CV, Foody JM, et al. Evolution in cardiovascular care for elderly patients with non-ST-segment elevation acute coronary syndromes: results from the Crusade National Quality Improvement Initiative. J Am Coll Cardiol. 2005;46:1479-87.
8. Zaman MJ, Stirling S, Shepstone L, Ryding A, Flather M, Bachmann M, et al. The association between older age and receipt of care and outcomes in patients with acute coronary syndromes: a cohort study of the Myocardial Ischaemia National Audit Project (MINAP) Eur Heart J. 2014;35:1551-8.
9. Alexander KP, Newby LK, Cannon CP, Armstrong PW, Gibler WB, Rich MW, et al. Acute coronary care in the elderly, part I: non-ST-segment-elevation acute coronary syndromes: a scientific statement for healthcare professionals from the American Heart Association Council on Clinical Cardiology: in collaboration with the Society of Geriatric Cardiology. Circulation. 2007;115:2549-69.
10. Alexander KP, Newby LK, Armstrong PW, Cannon CP, Gibler WB, Rich MW, et al. Acute coronary care in the elderly, part II: ST-segment-elevation myocardial infarction: a scientific statement for healthcare professionals from the American Heart Association Council on Clinical Cardiology: in collaboration with the Society of Geriatric Cardiology. Circulation. 2007;115:2570-89.
11. Saunderson CE, Brogan RA, Simms AD, Sutton G, Batin PD, Gale CP. Acute coronary syndrome management in older adults: guidelines, temporal changes and challenges. Age Ageing. 2014;43:450-5.
12. De Luca L, Olivari Z, Bolognese L, Lucci D, Gonzini L, Di Chiara A, et al. A decade of changes in clinical characteristics and management of elderly patients with non-ST elevation myocardial infarction admitted in Italian cardiac care units. Open Heart. 2014;1:e000148.
13. Lee PY, Alexander KP, Hammill BG, Pasquali SK, Peterson ED. Representation of elderly persons and women in published randomized trials of acute coronary syndromes. JAMA. 2001;286:708-13.

14. Avezum A, Makdisse M, Spencer F, Gore JM, Fox KAA, Montalescot G, et al. Impact of age on management and outcome of acute coronary syndrome: observations from the Global Registry of Acute Coronary Events (Grace) Am Heart J. 2005;149:67-73.
15. Veerasamy M, Edwards R, Ford G, Kirkwood T, Newton J, Jones D, et al. Acute coronary syndrome among older patients: a review. Cardiol Rev. 2015;23:26-32.
16. Hazzard WR. Atherosclerosis and aging: a scenario in flux. Am J Cardiol. 1989;63:20H-24H.
17. Wang TY, Gutierrez A, Peterson ED. Percutaneous coronary intervention in the elderly. Nat Rev Cardiol. 2011;8:79-90.
18. Solomon CG, Lee TH, Cook EF, Weisberg MC, Brand DA, Rouan GW, et al. Comparison of clinical presentation of acute myocardial infarction in patients older than 65 years of age to younger patients: the Multicenter Chest Pain Study experience. Am J Cardiol. 1989;63:772-6.
19. Thygesen K, Alpert JS, Jaffe AS, Simoons ML, Chaitman BR, White HD, et al. Third universal definition of myocardial infarction. J Am Coll Cardiol. 2012;60:1581-98.
20. Brieger D, Eagle KA, Goodman SG, Steg PG, Budaj A, White K, et al. Acute coronary syndromes without chest pain, an underdiagnosed and undertreated high-risk group: insights from the Global Registry of Acute Coronary Events. Chest. 2004;126:461-9.
21. Grosmaitre P, Le Vavasseur O, Yachouh E, Courtial Y, Jacob X, Meyran S, et al. Significance of atypical symptoms for the diagnosis and management of myocardial infarction in elderly patients admitted to emergency departments. Arch Cardiovasc Dis. 2013;106:586-92.
22. Alpert JS, Thygesen KA, White HD, Jaffe AS. Diagnostic and therapeutic implications of type 2 myocardial infarction: review and commentary. Am J Med. 2014;127:105-8.
23. Morrow DA, de Lemos JA, Sabatine MS, Murphy SA, Demopoulos LA, DiBapttiste PM, et al. Evaluation of B-type natriuretic peptide for risk assessment in unstable angina/non-ST-elevation myocardial infarction: B-type natriuretic peptide and prognosis in TACTICS-TIMI 18. J Am Coll Cardiol. 2003;41:1264-72.
24. Scirica BM, Kadakia MB, de Lemos JA, Roe MT, Morrow DA, Li S, et al. Association between natriuretic peptides and mortality among patients admitted with myocardial infarction: a report from the Action Registry(R)-GWTG. Clin Chem. 2013;59:1205-14.
25. Angeli F, Cavallini C, Verdecchia P, Morici N, Del Pinto M, Petronio AS, et al. A risk score for predicting 1-year mortality in patients >/=75 years of age presenting with non-ST-elevation acute coronary syndrome. Am J Cardiol. 2015;116:208-13.
26. Roe MT, Chen AY, Thomas L, Wang TY, Alexander KP, Hammill BG, et al. Predicting long-term mortality in older patients after non-ST-segment elevation myocardial infarction: the Crusade long-term mortality model and risk score. Am Heart J. 2011;162:875-83.
27. Ekerstad N, Swahn E, Janzon M, Alfredsson J, Löfmark R, Linderberger M, et al. Frailty is independently associated with short-term outcomes for elderly patients with non-ST-segment elevation myocardial infarction. Circulation. 2011;124:2397-404.
28. Ariza-Sole A, Formiga F, Lorente V, Sánchez-Salado JC, Sánchez-Elvira G, Roura G, et al. Efficacy of bleeding risk scores in elderly patients with acute coronary syndromes. Rev Esp Cardiol (Engl Ed). 2014;67:463-70.
29. Decourcelle V, Marechaux S, Pinçon C, Barrailler S, Le Jemtel TH, Ennezat PV. Impact of functional decline on outcome in elderly patients with acute coronary syndromes. Am J Crit Care. 2013;22:e1-e11.

30. Moretti C, Quadri G, D'Ascenzo F, Bertaina M, Giusto F, Marra S, et al. The Storm (acute coronary Syndrome in paTients end Of life and Risk assesMent) study. Emerg Med J. 2016;33:10-6.
31. Mehta RH, Rathore SS, Radford MJ, Wang Y, Wang Y, Krumholz HM. Acute myocardial infarction in the elderly: differences by age. J Am Coll Cardiol. 2001;38(3):736-41.
32. Escourrou E, Laurent S, Leroux J, Oustric F, Gardette V. The shift from old age to very old age: an analysis of the perception of aging among older people. BMC Prim Care 2022:23;3.
33. Costa F, van Klaveren D, James S, Heg D, Räber L, Feres F, et al. Derivation and validation of the predicting bleeding complications in patients undergoing stent implantation and subsequent dual antiplatelet therapy (Precise-Dapt) score: a pooled analysis of individual-patient datasets from clinical trials. Lancet. 2017;389:1025-34.
34. Guerrero C, Ariza-Solé A, Formiga F, Martínez-Sellés M, Vidán M, Aboal J. Applicability of the Precise-Dapt score in elderly patients with myocardial infarction. J Geriatr Cardiol. 2018;15:713.
35. Bach RG, Cannon CP, Weintraub WS, DiBapttiste PM, Demopoulos LA, Anderson HV, et al. The effect of routine, early invasive management on outcome for elderly patients with non-ST-segment elevation acute coronary syndromes. Ann Intern Med. 2004;141:186-95.
36. Rosengren A, Wallentin L, Gittl AK, Behar S, Battler A, Hasdlai D. Sex, age, and clinical presentation of acute coronary syndromes. Eur Heart J. 2004;25:663-70.
37. Rosengren A, Wallentin L, Simoons M, Gittl AK, Behar S, Battler A, et al. Age, clinical presentation, and outcome of acute coronary syndromes in the Euroheart acute coronary syndrome survey. Eur Heart J. 2006;27:789-95.
38. Fox KA, Clayton TC, Damman P, Pocock SJ, de Winter RJ, Tijssen JGP, et al. Long-term outcome of a routine versus selective invasive strategy in patients with non-ST-segment elevation acute coronary syndrome a meta-analysis of individual patient data. J Am Coll Cardiol. 2010;55:2435-45.
39. Dzavik V, Sleeper LA, Cocke TP, Moscucci M, Saucedo J, Hosat S, et al. Early revascularization is associated with improved survival in elderly patients with acute myocardial infarction complicated by cardiogenic shock: a report from the Shock Trial Registry. Eur Heart J. 2003;24:828-37.
40. White HD, Barbash GI, Califf RM, Simmes RJ, Granger CB, Weaver WB, et al. Age and outcome with contemporary thrombolytic therapy: results from the Gusto-I trial. Global Utilization of streptokinase and TPA for occluded coronary arteries trial. Circulation. 1996;94:1826-33.
41. White HD. Debate: should the elderly receive thrombolytic therapy or primary angioplasty? Curr Control Trials Cardiovasc Med. 2000;1:150-4.
42. White HD. Thrombolytic therapy in the elderly. Lancet. 2000;356:2028-30.
43. Cantor WJ, Fitchett D, Borgundvaag B, Ducas J, Heffernan M, Cohen EA, et al. Routine early angioplasty after fibrinolysis for acute myocardial infarction. N Engl J Med. 2009;360:2705-'18.
44. Borgia F, Goodman SG, Halvorsen S, Cantor WJ, Piscione F, Le May MR, et al. Early routine percutaneous coronary intervention after fibrinolysis vs. standard therapy in ST-segment elevation myocardial infarction: a meta-analysis. Eur Heart J. 2010;31:2156-69.

45. Damman P, Clayton T, Wallentin L, Lagerqvist B, Fox KAA, Hirsch A, et al. Effects of age on long-term outcomes after a routine invasive or selective invasive strategy in patients presenting with non-ST segment elevation acute coronary syndromes: a collaborative analysis of individual data from the FRISC II – ICTUS – RITA-3 (FIR) trials. Heart. 2012;98:207-13.
46. Bauer T, Koeth O, Junger C, Heer T, Wienberger H, Gitt A, et al. Effect of an invasive strategy on in-hospital outcome in elderly patients with non-ST-elevation myocardial infarction. Eur Heart J. 2007;28:2873-8.
47. Lopes RD, Gharacholou SM, Holmes DN, Thomas L, Wang TY, Roe MT, et al. Cumulative incidence of death and rehospitalization among the elderly in the first year after NSTEMI. Am J Med. 2015;128:582-90.
48. Pasquali SK, Alexander KP, Peterson ED. Cardiac rehabilitation in the elderly. Am Heart J. 2001;142:748-55.
49. de Waard GA, Jansen EK, de Mulder M, Vonk AB, Umans VA. Long-term outcomes of isolated aortic valve replacement and concomitant AVR and coronary artery bypass grafting. Neth Heart J. 2012;20:110-7.
50. Alsoufi B, Karamlou T, Slater M, Shen I, Ungerleider R, Ravichandran P. Results of concomitant aortic valve replacement and coronary artery bypass grafting in the VA population. J Heart Valve Dis. 2006;15:12-8.
51. Roberts WC, Roberts CC, Vowels TJ, Ko JM, Filardo G, Hamman BL, et al. Effect of coronary bypass and valve structure on outcome in isolated valve replacement for aortic stenosis. Am J Cardiol. 2012;109:1334-40.
52. Perez S, Thielhelm TP, Cohen MG. To revascularize or not before transcatheter aortic valve implantation? J Thorac Dis. 2018;10:S3578-S3587.
53. Bonow RO, Carabello BA, Chatterjee K, et al; 2006 Writing Committee Members; American College of Cardiology/American Heart Association Task Force. 2008 Focused update incorporated into the ACC/AHA 2006 guidelines for the management of patients with valvular heart disease: a report of the American College of Cardiology/American Heart Association Task Force on Practice Guidelines (Writing Committee to revise the 1998 guidelines for the management of patients with valvular heart disease): endorsed by the Society of Cardiovascular Anesthesiologists, Society for Cardiovascular Angiography and Interventions, and Society of Thoracic Surgeons. Circulation. 2008;118:e523-e661.
54. Beach JM, Mihaljevic T, Svensson LG, Rajeswaran J, Marwick T, Griffin B, et al. Coronary artery disease and outcomes of aortic valve replacement for severe aortic stenosis. J Am Coll Cardiol. 2013;61:837-48.

# 7

# Urgências e emergências hipertensivas

Loren Suyane Oliveira de Andrade
Silvia de Fátima Takahashi

## CASO CLÍNICO

Este capítulo tem início com um caso clínico muito comum no pronto-socorro, posteriormente destrincha-se o manejo clínico das urgências e emergências hipertensivas. Ao final do capítulo, o caso clínico é retomado para definição da estratégia terapêutica.

> Senhor Antônio, 67 anos, hipertenso de longa data, sempre com controle pressórico inadequado. Faz uso de anlodipino 5 mg 2 vezes ao dia, mas está há 5 dias sem usá-lo porque esqueceu de comprar.
> Hoje, procura o pronto-socorro, porque verificou a pressão em casa e estava 200 × 120 mmHg. Você realiza a aferição da pressão arterial (PA) no PS e confirma esse valor.
> Com exceção da PA elevada, o exame físico é normal.
> Antônio nega queixas clínicas, mas está muito ansioso e com medo de infartar devido a essa pressão tão alta.

### Qual a sua conduta nesse momento?

Imagina-se que 100% dos leitores deste capítulo já trabalharam em pronto-socorro e se depararam com a mesma situação do caso do Senhor Antônio. E acredita-se que, diante dessa situação, são feitos alguns questionamentos:

1. Será que se trata de uma urgência ou emergência hipertensiva?
2. Devo solicitar algum exame complementar para esse paciente agora?

3. Devo reduzir essa pressão rapidamente com anti-hipertensivo parenteral?
4. Devo administrar um anti-hipertensivo via oral agora?
5. Posso dar alta para o paciente ser avaliado no ambulatório?

O capítulo tem como objetivo responder a esses questionamentos.

## INTRODUÇÃO

Na prática, muitas vezes são confundidos os termos urgência e emergência hipertensivas. É de fundamental importância entender a diferença entre essas duas condições, visto que o manejo é completamente diferente.

Ambas são mais comuns em idosos, negros, indivíduos sem seguro de saúde ou que vivem em áreas de baixa renda.[1,2]

A principal diferença entre essas condições é a existência ou não de lesão em órgão-alvo.

Tanto o nível absoluto de pressão arterial quanto a velocidade da elevação determinam o risco de ocorrer lesão de órgãos-alvo mediada pela hipertensão aguda. Muitos pacientes com hipertensão crônica têm elevações graves da pressão arterial por meses ou anos sem efeitos aparentes,[3] enquanto aumentos súbitos mais modestos (p. ex., para um nível de 160/100 mmHg), em um paciente previamente normotenso, podem causar lesões graves, particularmente para a vasculatura cerebral.[3]

Essa diferença ocorre em razão da autorregulação do fluxo sanguíneo.

## EXEMPLO PRÁTICO PARA MELHOR COMPREENSÃO

A hipertensão crônica mal controlada desloca a curva de autorregulação do fluxo sanguíneo cerebral para a direita (ou seja, para níveis mais elevados da pressão arterial).[3]

O paciente está "habituado" a viver com níveis mais elevados de pressão e, portanto, pode não apresentar sintomas ou lesão de órgão-alvo mesmo com níveis muito altos de pressão.

Em contrapartida, essa situação pode conferir uma predisposição à hipoperfusão cerebral caso os níveis pressóricos sejam reduzidos muito rapidamente.

Esse princípio orienta o ritmo de redução da pressão arterial na hipertensão.[3]

Essa situação está ilustrada na Figura 1.

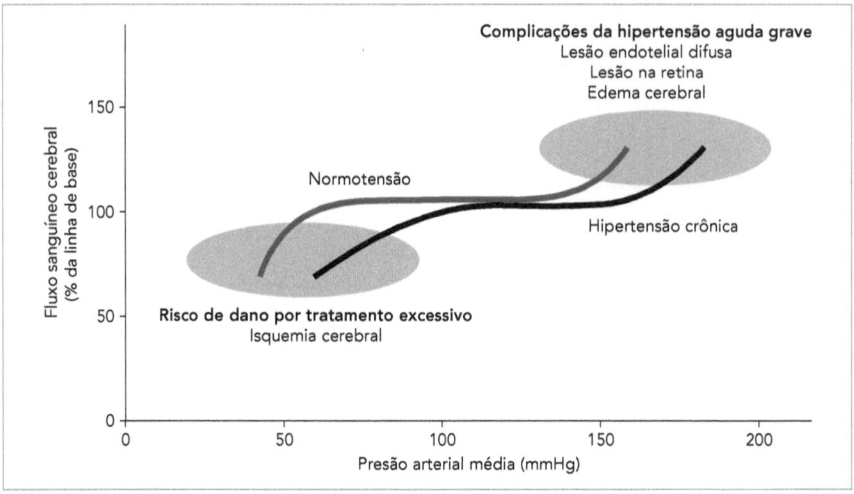


FIGURA 1 Autorregulação do fluxo sanguíneo cerebral e implicações no tratamento das emergências hipertensivas.
Fonte: Peixoto (2019).[3]

## DEFINIÇÕES

Emergência hipertensiva: situação na qual o paciente se apresenta com hipertensão grave (PA sistólica > 180 mmHg e PAD > 110 mmHg), com evidência de lesão aguda de órgão-alvo. Emergências hipertensivas podem ser fatais e requerem tratamento imediato, com anti-hipertensivos parenterais em ambiente monitorizado.[4]

Nas emergências hipertensivas, pode haver lesão nos seguintes órgãos: cerebral, cardiovascular, grandes vasos, rins, microcirculação.

As emergências são bem menos comuns que as urgências.

As principais emergências hipertensivas são:

- Dissecção aguda de aorta.
- Acidente vascular cerebral (isquêmico e hemorrágico).
- Edema agudo de pulmão.
- Infarto agudo do miocárdio.
- Encefalopatia hipertensiva.
- Síndrome de leucoencefalopatia posterior reversível (PRES).
- Feocromocitoma.
- HAS acelerada maligna.

- Lesão renal aguda.
- Microangiopatia trombótica

## Urgência hipertensiva

Situação na qual o paciente se apresenta com hipertensão grave (PA sistólica > 180 mmHg e PAD > 110 mmHg), mas está assintomático ou com sintomas leves e não apresenta danos agudos aos órgãos-alvo. Nesse caso, não há benefício comprovado da redução rápida da pressão arterial.[4]

A urgência hipertensiva é comum na prática clínica, principalmente entre os pacientes idosos, com hipertensão de longa data, em especial nos que não aderem totalmente a suas medicações.

No paciente idoso, em particular, precisamos lembrar de duas condições extremamente comuns, que podem aumentar o valor da pressão aferida de maneira não invasiva: a pseudo-hipertensão e o efeito do jaleco branco.

A pseudo-hipertensão consiste em uma condição clínica na qual existe grande discrepância entre a pressão arterial medida indiretamente pelo método auscultatório e a pressão intra-arterial, com a medida indireta não invasiva elevada e a intra-arterial, medida simultaneamente, normal. Isso acontece devido à maior rigidez e calcificação arterial que ocorre com o envelhecimento e pode ser identificada por meio da manobra de Osler positiva.

No caso do efeito do jaleco branco, o paciente hipertenso pode se encontrar mais ansioso durante a consulta e apresentar uma elevação dos níveis pressóricos por esse motivo. Essa condição pode ser confirmada pela realização de uma monitorização residencial da pressão arterial (MRPA).

# AVALIAÇÃO CLÍNICA

Vamos agora falar do passo a passo da avaliação clínica e do manejo do paciente que comparece com elevação grave de pressão arterial (PA > 180 × 110 mmHg).

As principais etapas da avaliação e manejo desse paciente são as seguintes:

1. Confirmação do valor da PA com técnica adequada.
2. Identificação de fatores precipitantes ou agravantes.
3. Avaliação de sintomas e identificação da presença de lesão em órgão-alvo.
4. Tratamento.

## Aferição da pressão arterial

É de fundamental importância aferir a PA seguindo a técnica correta, com manguito de tamanho adequado e nos quatro membros (superiores e inferiores).

Caso o paciente esteja assintomático, é importante pensar na possibilidade de pseudo-hipertensão e efeito do jaleco branco, como descrevemos anteriormente, como fatores que podem estar elevando ainda mais o valor da PA (podem não ser os únicos fatores).

A maioria dos hospitais usa dispositivos que dependem de medições oscilométricas. Dois grandes estudos comparando medidas oscilométricas e intra-arteriais em pacientes críticos mostraram que dispositivos oscilométricos subestimam os níveis de pressão arterial em até 50/30 mmHg quando os níveis intra-arteriais registrados estão acima de 180/100 mmHg.[5]

Por esse motivo, na presença de lesão em órgão-alvo, quando o manejo é feito com anti-hipertensivos parenterais e as medidas de PA devem ser aferidas com muita precisão, é necessária a medida invasiva de PA.

## Identificação de fatores precipitantes ou agravantes

A má adesão medicamentosa aos anti-hipertensivos prescritos, como o ocorrido no nosso caso clínico do Senhor Antônio, é o fator precipitante mais comum.[6]

No paciente idoso, que comumente faz uso de polifarmácia, devemos sempre ter em mente a possibilidade de medicamentos prescritos que podem elevar a pressão. Como exemplo, citamos medicações de uso comum: antidepressivos, anti-inflamatórios, mirabegron (beta-3-agonista utilizado para incontinência urinária), corticosteroides.

Outros fatores precipitantes comuns para hipertensão grave: ingesta excessiva de sódio na dieta, drogas (p. ex., cocaína, anfetaminas), ansiedade ou crise de pânico).[3]

Entre os hospitalizados, podemos destacar como fatores desencadeantes: a infusão intravenosa de líquidos, a não conciliação dos anti-hipertensivos que usava em domicílio, dor e retenção urinária.

É importante sempre pensar na possibilidade de dor como fator agravante no idoso, em particular no paciente com síndrome demencial que não conseguir relatar suas queixas.

## Avaliação de sintomas e identificação da presença de lesão em órgão-alvo

A parte mais importante da avaliação inicial de um paciente com hipertensão grave é a determinação da presença de lesão aguda de órgão-alvo, pois é isso que vai definir a estratégia terapêutica.

Nesse cenário, o primeiro passo é identificar se há sinais e sintomas que direcionem para a hipótese de uma determinada emergência hipertensiva.

Durante a anamnese, devemos estar atentos para identificar sinais e sintomas que vão nos direcionar para determinadas hipóteses.

Queixa de dor torácica e dispneia nos levam às hipóteses de infarto agudo do miocárdio, edema agudo de pulmão, insuficiência cardíaca aguda descompensada (IC) e dissecção aguda de aorta. Nesse caso, precisamos destrinchar melhor as características da dor para refinar nossa hipótese.

Por exemplo, na dissecção, geralmente o paciente se queixa de uma dor lancinante, a pior dos da vida, comumente com irradiação para o dorso. Na IC, a dispneia e os sinais de congestão são os comemorativos mais evidentes no quadro.

A presença de sinais neurológicos focais, confusão mental e alterações na fala deve nos direcionar para a hipótese de AVC.

Com uma hipótese formulada, podemos direcionar a investigação complementar com exames específicos.

No paciente com hipertensão grave, é fundamental a realização do exame de fundo de olho, pois a retina comumente sofre danos em decorrência da elevação da pressão. A presença de exsudatos algodonosos e papiledema sugerem hipertensão maligna acelerada. Entretanto, o fundo de olho normal não descarta tal condição.

Na ausência de sintomas que orientem a avaliação, há dados limitados sobre a indicação de exames complementares. Entretanto, sabe-se que um percentual desses pacientes (cerca de 7%) pode apresentar lesão renal aguda (LRA), mesmo na ausência de sintomas.[7]

Dessa forma, apesar de não haver uma recomendação bem estabelecida, em geral são solicitados exames laboratoriais, com um painel metabólico básico para avaliar função renal e eletrólitos (visando investigar LRA), um hemograma (rastrear microangiopatia e hemólise), sumário de urina (para identificar proteinúria ou hematúria), um eletrocardiograma e níveis de troponina (para descartar isquemia miocárdica assintomática).[3]

Podem-se destacar também outras vantagens na solicitação desses exames complementares. Primeiramente, eles auxiliam na escolha dos anti-hipertensivos que introduziremos antes da alta, visto que algumas classes, como os diuréticos tiazídicos e inibidores da enzima conversora de angiotensina (iECA) ou bloqueadores dos receptores de angiotensina (BRA) podem ser contraindicados na presença de alguns distúrbios eletrolíticos. Ademais, podemos identificar evidências de lesões crônicas de órgãos-alvo, o que pode sensibilizar o paciente e torná-lo mais aderente ao tratamento.

Pacientes sem lesão de órgão-alvo geralmente são assintomáticos, mas podem apresentar alguns sintomas, como cefaleia, dor torácica atípica, dispneia, tonturas, vertigens e epistaxe.

## TRATAMENTO

Como dito anteriormente, a determinação da presença ou não de lesão em órgão-alvo, ou seja, o estabelecimento do diagnóstico de urgência ou emergência hipertensiva, vai nortear a estratégia terapêutica.

### Tratamento da urgência hipertensiva

Caso o paciente não apresente sintomas, não necessariamente vai precisar receber anti-hipertensivo no pronto-socorro.

É importante identificar se há um fator precipitante que pode ser resolvido de imediato. Por exemplo, se o paciente está com dor, deverá ser medicado com analgésico; se está em crise de ansiedade, pode ser prescrito um ansiolítico de ação imediata. Nesse caso, o paciente deverá ser reavaliado e sua pressão aferida novamente após 30 a 60 minutos.

Idealmente, esse paciente deve ser colocado em um ambiente tranquilo e silencioso. Pode parecer uma medida simples, mas que tem um importante impacto.

Em um estudo envolvendo mais de 500 pacientes atendidos em um pronto-socorro com hipertensão grave, a pressão arterial caiu para menos de 180 × 110 mmHg após 30 minutos de silêncio e repouso em aproximadamente um terço dos pacientes.[8]

Se, após essas medidas, o paciente permanecer com PA > 180 × 110 mmHg, um anti-hipertensivo oral de ação rápida pode ser administrado. As medicações intravenosas não estão indicadas nesse contexto.

Já no cenário do paciente que apresenta sintomas que presumidamente estão relacionados à hipertensão, mas não são indicativos de dano a órgão-alvo (p. ex., cefaleia ou epistaxe), já está indicado um anti-hipertensivo oral com início de ação mais rápido logo de início.

Nesse caso, temos como opções: clonidina (0,1 a 0,3 mg), captopril (25 a 50 mg) e prazosina (5 a 10 mg).[3]

A nifedipina (administrada por via oral ou sublingual) deve ser evitada devido à imprevisibilidade do efeito na redução da pressão arterial, o que pode resultar em eventos cardiovasculares.[9]

Os medicamentos podem ser repetidos após 30 minutos. Aqui o alvo da pressão arterial a ser atingido é PA < 180 × 110 mmHg, quando então esse paciente pode receber alta, com prescrição e/ou ajuste do esquema de anti-hipertensivos que vai usar em domicílio.

O objetivo é resolver a urgência hipertensiva, mas não normalizar a pressão e atingir a meta preconizada para aquele paciente. Isso deve ser realizado ambulatorialmente, e o paciente deve ser avaliado em no máximo 7 dias.

Inclusive, reduções rápidas e proeminentes da pressão arterial podem ser deletérias, por causarem hipofluxo cerebral.[10]

## Tratamento das emergências hipertensivas

O paciente com emergência hipertensiva deve ser manejado em ambiente de terapia intensiva, com monitoramento da pressão arterial invasiva.

Nesse contexto, os pacientes devem ser tratados com anti-hipertensivos endovenosos. Isso porque a medicação parenteral tem início de ação imediata; cessação imediata do efeito quando pausada a infusão; além de ter sua dosagem titulada com facilidade, o que permite melhor controle do efeito anti-hipertensivo.

O objetivo aqui é reduzir a pressão arterial em torno de 20 a 25% durante a primeira hora e, depois, para 160 × 100 a 110 mmHg durante as 2 a 6 horas seguintes.[11] Em seguida, a normotensão pode ser atingida em 24 a 48 horas.

Essas metas de redução da PA são um pouco diferentes em dois cenários: acidente vascular cerebral e dissecção aguda de aorta.

Na dissecção aguda de aorta, deve ser feito um controle rigoroso do duplo produto (PA e frequência cardíaca), e, nesse caso, o objetivo é reduzir a PAS para menos que 120 e frequência cardíaca para menos de 60 bpm.

No AVC hemorrágico, o tratamento anti-hipertensivo tem como objetivo reduzir a PAS para menos de 160 mmHg. No AVC isquêmico, a meta é PA < 220 × 110 mmHg em pacientes sem indicação de fibrinólise ou PA < 185 × 110 mmHg se há indicação de fibrinólise.[10] Nesse cenário, reduções muito proeminentes da PA podem piorar a perfusão cerebral e a isquemia da área de penumbra, agravando a repercussão clínica e as sequelas do AVC.

A medicações mais utilizadas nas emergências hipertensivas são: nitroprusseto de sódio, esmolol e metoprolol. Nos casos de síndrome coronariana aguda, a nitroglicerina é preferível.

Se ocorrer redução excessiva da pressão arterial, o anti-hipertensivo deve ser descontinuado imediatamente, e em alguns casos pode ser indicado uso temporário de vasopressores, fluidos intravenosos ou ambos.

Os agentes orais podem ser iniciados 6 a 12 após o início da administração da terapia endovenosa.

Além da redução da pressão arterial, há uma série de medidas terapêuticas específicas que estarão indicadas nas emergências hipertensivas, entretanto esse tópico foge ao escopo de abordagem do capítulo.

Para finalizar, é importante retomar o caso clínico do Senhor Antônio.

O paciente está com a PA gravemente elevada (200 × 120 mmHg), mas não tem sintomas nem evidência de lesão em órgão-alvo. É hipertenso com controle ruim da PA e está sem tomar as medicações há alguns dias.

Nesse momento, é preciso tranquilizar o paciente, colocá-lo em um ambiente tranquilo e podemos considerar administrar um ansiolítico de ação rápida.

Pode-se considerar solicitação de exames laboratoriais para avaliar a função renal, principalmente. Deve-se realizar fundoscopia.

Após 30 a 60 minutos, reavaliar o paciente e aferir a PA novamente. Estando sem sintomas e com PA < 180 × 110 mmHg, pode-se dar alta, com seus anti-hipertensivos ajustados e encaminhamento para consulta ambulatorial em no máximo 7 dias. Lembrando que o paciente é hipertenso estágio 3, e nesse caso já está indicada a associação de duas classes de anti-hipertensivos, idealmente combinados em um mesmo comprimido para melhorar sua adesão ao tratamento.

## Referências bibliográficas

1. Janke AT, McNaughton CD, Brody AM, Welch RD, Levy PD. Trends in the incidence of hypertensive emergencies in US emergency departments from 2006 to 2013. J Am Heart Assoc. 2016;5(12):e004511.

2. Deshmukh A, Kumar G, Kumar N, Nanchal R, Global F, Sakhuja A, et al. Effect of Joint National Committee VII report on hospitalizations for hypertensive emergencies in the United States. Am J Cardiol. 2011;108:1277-82.
3. Peixoto AJ. Acute severe hypertension. N Engl J Med. 2019;381:1843-52.
4. Elliot WJ, Varon J. Evaluation and treatment of hypertensive emergencies in adults. UpToDate. Available: https://www.uptodate.com/contents/evaluation-and-treatment-of-hypertensive-emergencies-in-adults?search=crise%20hipertensiva&topicRef=3852&source=see_link.
5. Lehman LW, Saeed M, Talmor D, Mark R, Malhotra A. Methods of blood pressure measurement in the ICU. Crit Care Med. 2013;41:34-40.
6. Saguner AM, Dür S, Perrig M, Schiemann U, Stuck AE, Bürgi U, et al. Risk factors promoting hypertensive crises: evidence from a longitudinal study. Am J Hypertens. 2010;23:775-80.
7. Nishijima DK, Paladino L, Sinert R. Routine testing in patients with asymptomatic elevated blood pressure in the ED. Am J Emerg Med. 2010;28:235-42.
8. Grassi D, O'Flaherty M, Pellizzari M, Bendersky M, Rodriguez P, Turri D, et al. Hypertensive urgencies in the emergency department: evaluating blood pressure response to rest and to antihypertensive drugs with different profiles. J Clin Hypertens (Greenwich). 2008;10:662-7.
9. Grossman E, Messerli FH, Grodzicki T, Kowey P. Should a moratorium be placed on sublingual nifedipine capsules given for hypertensive emergencies and pseudoemergencies? JAMA 1996;276:1328-31.
10. Miller J, McNaughton C, Joyce K, Binz S, Levy P. Hypertension management in emergency departments. American Journal of Hypertension. 2020;33(10):927-34.
11. Whelton PK, Carey RM, Aronow WS, Casey Jr DE, Collins KJ, Dennison C, et al. 2017 ACC/AHA/AAPA/ABC/ACPM/AGS/APhA/ASH/ASPC/NMA/PCNA guideline for the prevention, detection, evaluation, and management of high blood pressure in adults: a report of the American College of Cardiology/American Heart Association Task Force on Clinical Practice Guidelines. Hypertension. 2018;71(6):e13-e115.

8

# Síncope

Ana Carolina Esteves Cattony

## INTRODUÇÃO

Síncope é definida como perda transitória da consciência (TLOC, na sigla em inglês) decorrente de hipoperfusão cerebral global, caracterizada por início rápido, curta duração e recuperação espontânea completa.[1] O termo pré-síncope tem sido utilizado para indicar sinais e sintomas que podem ocorrer antes dessa perda transitória de consciência, mas também descreve estado que se assemelha ao pródromo de síncope sem ser seguido de TLOC.

A síncope é uma condição frequente em atendimentos em prontos-socorros e salas de emergências, e sua etiologia subjacente pode variar de condições relativamente benignas a potencialmente graves. A prevalência de síncope aumenta com a faixa etária, com aumento acentuado a partir dos 70 anos (Tabela 1).[2]

TABELA 1 Incidência de síncope por faixa etária

| Faixa etária | Eventos por 1.000 pessoas/ano |
|---|---|
| 60-69 anos | 5,4 |
| 70-79 anos | 11,1 |
| 80 anos ou mais | 19,5 |

Nos idosos, está associada a maiores taxas de apresentações atípicas, especialmente como *drop attacks*, e de complicações, como quedas, traumatismo cranioencefálico e fraturas.[3]

Dessa forma, é necessário que a equipe do ambiente de urgência e emergência esteja apta para realizar a primeira abordagem e investigação, na tentativa de classificar melhor o evento e determinar aquele paciente em maior risco de desfecho adverso, bem como escolher o melhor local para investigação (regime de internação hospitalar × avaliação ambulatorial).

## ETIOLOGIA E FISIOPATOLOGIA

A fisiopatologia da síncope advém de uma queda na pressão arterial sistêmica que leva à hipoperfusão cerebral global, que é a via comum das principais etiologias. A interrupção súbita de fluxo cerebral de 6 a 8 segundos pode causar completa perda de consciência, bem como a queda de pressão sistólica em torno de 50 a 60 mmHg, medida no nível do coração.

Dessa forma, tanto a redução de débito cardíaco quanto a da resistência periférica podem causar síncope, e, com frequência, os dois mecanismos agem em conjunto nessa situação.

Existem três grandes grupos de classificação do mecanismo/etiologia da síncope:

1. Síncope reflexa: refere-se a um grupo heterogêneo de condições nas quais os reflexos cardiovasculares que normalmente controlam o tônus vascular se tornam transitoriamente inapropriados, em resposta a um gatilho, resultando em vasodilatação e/ou bradicardia.
2. Síncope por hipotensão ortostática: há falência autonômica com prejuízo da atividade simpática eferente, de modo que a vasoconstrição se torna deficiente. Assim, em ortostase, há uma queda anormal da pressão arterial e a síncope acontece.
3. Síncope cardíaca: é decorrente da redução do débito cardíaco seja por arritmia, obstrução do fluxo ou outras condições.

O Quadro 1 resume as principais causas de síncope, dentro da classificação fisiopatológica.

QUADRO 1 Classificação da síncope

| Síncope reflexa (neuralmente mediada) |
|---|
| ▪ Vasovagal:<br>– Ortostática: posição em pé ou sentado (menos comum).<br>– Emocional: medo, dor (somática ou visceral), fobia de sangue.<br>▪ Situacional:<br>– Miccional.<br>– Estimulação gastrointestinal (deglutição ou defecação).<br>– Tosse, espirro.<br>– Pós-exercício.<br>– Outros: risada, instrumentos de sopro.<br>▪ Síndrome do seio carotídeo.<br>▪ Formas não clássicas. |
| **Síncope por hipotensão ortostática** |
| ▪ Induzida por drogas/medicamentos:<br>– Vasodilatadores, diuréticos, antidepressivos.<br>▪ Hipovolemia/depleção de volume:<br>– Hemorragia, diarreia, vômitos.<br>▪ Insuficiência autonômica primária:<br>– Insuficiência autonômica pura, atrofia de múltiplos sistemas, doença de Parkinson, outros parkinsonismos.<br>▪ Insuficiência autonômica secundária:<br>– Diabetes, amiloidose, lesões medulares, neuropatia autonômica autoimune ou paraneoplásica. |
| **Síncope cardíaca** |
| ▪ Arritmias:<br>– Bradicardia:<br>• Disfunção do nó sinusal.<br>• Doença do sistema de condução atrioventricular.<br>– Taquicardia:<br>• Supraventricular ou ventricular.<br>▪ Doença estrutural cardíaca:<br>– Estenose aórtica, infarto agudo do miocárdio, cardiomiopatia hipertrófica, massas cardíacas, tamponamento pericárdico, disfunção de prótese valvar.<br>▪ Outros: embolia pulmonar, dissecção aguda de aorta, hipertensão pulmonar. |

Fonte: Brignole et al.[1]

## DIAGNÓSTICOS DIFERENCIAIS

Há uma gama de condições que podem causar perda transitória da consciência sem poderem ser caracterizadas como síncope, o que pode causar confusão nas avaliações iniciais.[4]

- Condições com perda da consciência sem hipoperfusão cerebral global:
  - Epilepsia/crise convulsiva.
  - Distúrbios metabólicos: hipoglicemia, hipóxia.
  - Intoxicações.

  - Ataque isquêmico transitório (AIT) de território vertebrobasilar (levando à disfunção do sistema reticular ativador ascendente).
- Distúrbios sem prejuízo da consciência:
  - Pseudossíncope psicogênica.
  - Cataplexia (narcolepsia).
  - Quedas.
  - AIT de território carotídeo.

## AVALIAÇÃO INICIAL

Para identificar o evento como TLOC e, posteriormente, como síncope, é importante recolher informações do paciente e das pessoas que testemunharam o evento. Para caracterizar TLOC, é preciso entender se houve um evento de curta duração, com controle motor anormal, perda de responsividade e amnésia do período da perda de consciência (Figura 1).

Caso a resposta seja positiva, a síncope passa a ser uma das suspeitas diagnósticas, sendo essencial a realização de anamnese e exame físicos cuidadosos

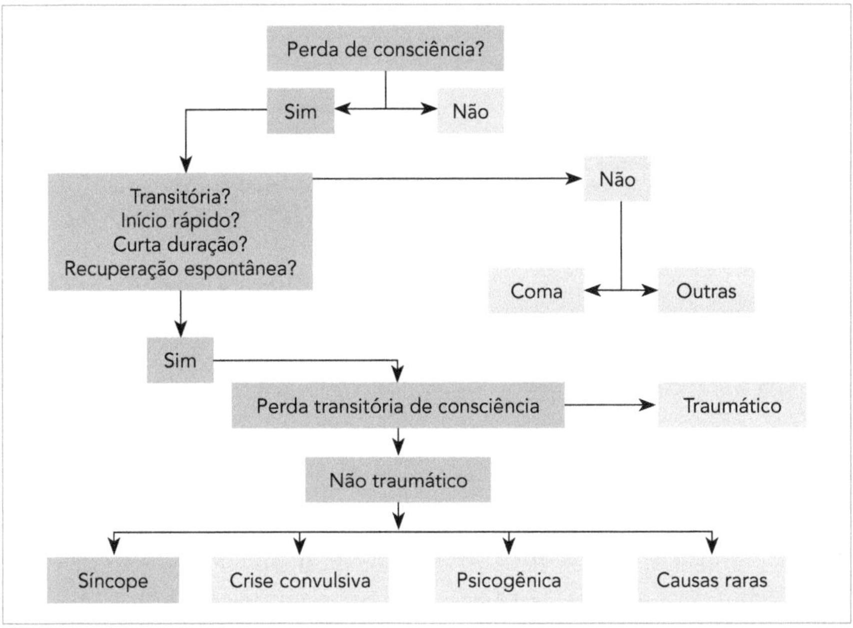


FIGURA 1 Caracterização da síncope.
Fonte: adaptada de Brignole et al.[1]

para caracterização do episódio e para tentar identificar a etiologia/causa subjacente. Em aproximadamente 14% dos casos, a história clínica tem capacidade de determinar o diagnóstico etiológico da síncope; quando com auxílio de um eletrocardiograma (ECG), em mais 10% dos casos (Quadro 2).[5]

QUADRO 2 Informações importantes na avaliação inicial

| Anamnese |
|---|
| ▪ Circunstâncias nas quais a síncope ocorreu:<br>– Atividade física? Em ortostase? Alguma outra situação?<br>– Fatores predisponentes?<br>▪ Descrição do evento:<br>– Queda? Duração? Movimentos/abalos musculares?<br>▪ Presença de sintomas prodrômicos?<br>– Desconforto abdominal, palidez, náuseas, vômitos.<br>– Palpitações.<br>– Dor torácica.<br>– Sem sintomas.<br>▪ Antecedentes:<br>– Primeiro episódio ou recorrente?<br>– Medicações em uso.<br>– Cardiopatia? Outras comorbidades?<br>– História familiar de morte súbita ou cardiopatia? |
| **Exame físico** |
| ▪ Frequência cardíaca e ritmo.<br>▪ PA posição supina e em ortostase após 3 minutos:<br>– Hipotensão ortostática clássica: redução ≥ 20 mmHg PAS e/ou 10 mmHg PAD.<br>▪ Estase de jugulares, ausculta cardíaca – sopros cardíacos.<br>▪ Avaliação da cavidade oral – língua.<br>▪ Evidência de sangramentos – melena, hemorragia digestiva alta.<br>▪ Compressão do seio carotídeo.* |

* Indicado para pacientes acima de 40 anos e etiologia não definida, sendo realizada a compressão por 5-10 segundos. Contraindicações: passado de AIT ou AVC nos últimos 3 meses, sopro carotídeo. Hipersensibilidade do seio carotídeo: pausa ventricular > 3 segundos e/ou queda na PA > 50 mmHg. Síndrome do seio carotídeo: se associada à síncope.
AIT: ataque isquêmico transitório; AVC: acidente vascular cerebral; PA: pressão arterial; PAD: pressão arterial diastólica; PAS: pressão arterial sistólica.

## DADOS DA HISTÓRIA CLÍNICA QUE PODEM SUGERIR O DIAGNÓSTICO

### Síncope reflexa

Geralmente há história de recorrência, com os primeiros episódios ocorrendo especialmente antes dos 40 anos. Caracteristicamente, é precedida de sintomas de ativação autonômica (palidez, sudorese, náuseas/vômitos) e pode estar relacionada a situações específicas, como tempo prolongado de ortostase, em ambientes quentes ou lotados. Pode ocorrer após defecação, micção ou outros estímulos gastrointestinais.

Na síncope da síndrome do seio carotídeo, pode haver relato de manipulação da região cervical (p. ex., movimentos rotatórios ou uso de gravatas).

## Síncope por hipotensão ortostática

Ocorre em ortostase ou logo após assumir essa posição. Pode ocorrer também após exercício ou alimentação (hipotensão pós-prandial) e pode estar temporalmente relacionada a início ou mudança de dose de diuréticos ou medicações vasopressoras. É comum em pessoas com história de doença de Parkinson, outros parkinsonismos ou com diagnóstico de neuropatias autonômicas.

## Síncope cardíaca

Na maioria das vezes, ocorre sem sintomas prodrômicos, podendo ser precedida de palpitações, especialmente nas etiologias arrítmicas. É importante suspeitar de causa cardíaca quando ocorre durante exercício ou em posição supina.

A presença de história de doenças cardíacas estruturais, uso de marca-passo ou cardioversor desfibrilador implantável (CDI), coronariopatias ou história familiar de morte súbita em jovens também pode indicar etiologia cardíaca.

O Quadro 3 relaciona alterações no ECG podem sugerir a causa cardíaca da síncope.

QUADRO 3 Alterações no ECG que indicam alta probabilidade de síncope cardíaca

| |
|---|
| Bradicardia persistente < 40 bpm ou pausas sinusais > 3 segundos. |
| Bloqueio atrioventricular 2° ou 3° grau. |
| Alternância de bloqueio de ramo direito e esquerdo. |
| Taquicardia ventricular ou taquicardia paroxística supraventricular. |
| Episódios de TV polimórfica e intervalo QT longo ou curto. |
| Mau funcionamento de marca-passo ou CDI com pausas cardíacas. |

CDI: cardioversor desfibrilador implantável; ECG: eletrocardiograma; TV: taquicardia ventricular.
Fonte: Brignole et al.;[1] Shen et al.[6]

## EXAMES COMPLEMENTARES

Além do ECG, a solicitação de exames complementares deve ser guiada pela suspeita clínica de forma racional. Por exemplo, hemograma pode ser necessário no paciente com síncope por hipotensão ortostática, com história ou sinais de sangramentos, bem como seriar enzimas cardíacas naqueles que se apresentem com dor torácica ou dosagem de NT-pró-BNP naqueles com sinais de insuficiência cardíaca.

Exames de neuroimagem não são recomendados de forma rotineira, exceto em casos de traumatismo cranioencefálico ou quando a TLOC sugerir causa neurogênica (p. ex., crise convulsiva).

## ABORDAGEM NO PRONTO-SOCORRO/EMERGÊNCIA

A causa subjacente é que, frequentemente, determina desfechos adversos em curto prazo, mais do que a própria síncope. Assim, o objetivo principal da avaliação clínica de emergência é detectar aquele paciente com risco aumentado de morte ou outras complicações, que mereçam investigação imediata, podendo necessitar, inclusive, de internação hospitalar.

Para tanto, sugere-se que, nessa avaliação, sejam respondidas algumas questões:

1. Há uma causa séria que possa ser identificada?
2. Qual o risco de um desfecho grave?
3. Esse paciente deve ser avaliado em ambiente hospitalar?

Na maioria das vezes, a síncope é identificada com facilidade, no entanto a etiologia de base nem sempre é de fácil determinação. Um estudo clássico com o objetivo de avaliar a incidência de prognóstico de síncope entre os participantes do *Framingham Heart Study*, já em 2002, descreveu diferença significativa de sobrevida entre pacientes de síncopes de causas benignas (vasovagal e outras) em relação àqueles com síncope de origem cardíaca, mostrando desde então a importância da determinação da causa do evento.[2]

Dessa forma, é importante que seja realizada a avaliação de risco com base na história clínica, exame físico e antecedentes (Quadro 4), além da avaliação de exames complementares, em especial o ECG.

QUADRO 4 Características clínicas de alto risco em pacientes com síncope

<table>
<tr><th colspan="2">História clínica</th></tr>
<tr><td colspan="2">▪ Maiores:<br>– Surgimento de nova dor torácica, dispneia, dor abdominal ou cefaleia.<br>– Síncope durante exercício.<br>– Palpitação súbita precedendo o evento.<br>▪ Menores (alto risco se associado com doença cardíaca estrutural ou ECG anormal):<br>– Sem sinais de alarme ou pródromos curtos (< 10 segundos).<br>– História familiar de morte súbita cardíaca em idade jovem.<br>– Síncope sentado.</td></tr>
<tr><th colspan="2">Antecedentes</th></tr>
<tr><td colspan="2">Doença cardíaca estrutural ou doença arterial coronariana prévias.</td></tr>
<tr><th colspan="2">Exame físico</th></tr>
<tr><td colspan="2">▪ PAS < 90 mmHg inexplicada à admissão.<br>▪ Presença de sinais sugestivos de sangramento gastrointestinal à avaliação retal.<br>▪ Bradicardia persistente (< 40 bpm) durante vigília na ausência de treino físico.<br>▪ Novo sopro sistólico.</td></tr>
<tr><th colspan="2">Achados no ECG</th></tr>
<tr><th>Maiores</th><th>Menores</th></tr>
<tr><td>▪ Alterações no ECG sugestivas de isquemia aguda.<br>▪ BAV 3° grau ou BAV 2° grau Mobitz II.<br>▪ Bradicardia sinusal persistente (< 40 bpm) ou bloqueios sinoatriais repetitivos ou pausas sinusais > 3 segundos em vigília e na ausência de treinamento físico.<br>▪ Bloqueio de ramo, distúrbio da condução intraventricular, hipertrofia ventricular ou ondas Q consistentes com doença cardíaca isquêmica ou cardiomiopatia.<br>▪ Taquicardia ventricular sustentada ou não sustentada.<br>▪ Disfunção de dispositivo implantável (CDI ou marca-passo).<br>▪ Padrão de Brugada tipo 1.<br>▪ QTc > 460 ms em ECG de 12 derivações seriado, indicando síndrome de QT longo.</td><td>▪ BAV 1° grau com PR marcadamente prolongado ou BAV 2° grau Mobitz I.<br>▪ Bradicardia sinusal assintomática e inapropriada (40-50 bpm).<br>▪ Taquicardia supraventricular paroxística ou fibrilação atrial.<br>▪ Pré-excitação do complexo QRS.<br>▪ Intervalo QT curto (< 340 ms).<br>▪ Padrão atípico de Brugada.<br>▪ Ondas T negativas em derivações precordiais, ondas épsilon sugestivas de cardiomiopatia ventricular direita arritmogênica.</td></tr>
</table>

BAV: bloqueio atrioventricular; CDI: cardioversor desfibrilador implantável; ECG: eletrocardiograma; PAS: pressão arterial sistólica; TV: taquicardia ventricular.
Fonte: Brignole et al.;[1] Shen et al.[6]

Quando o paciente avaliado tem características clínicas de alto risco, sugere-se que seja admitido em hospital para investigação e/ou tratamento imediatos (Figura 2). Caso os dados não ajudem a determinar o risco ou a causa, é possível fazer uso de instrumentos/calculadoras para auxiliar na tomada de decisão, que não devem substituir o julgamento clínico.

Ao longo dos anos, foram desenvolvidas várias ferramentas na tentativa de melhor classificar o paciente com risco de desfechos adversos. A maioria delas tem bom valor preditivo negativo, no entanto nenhuma tem melhor desempenho

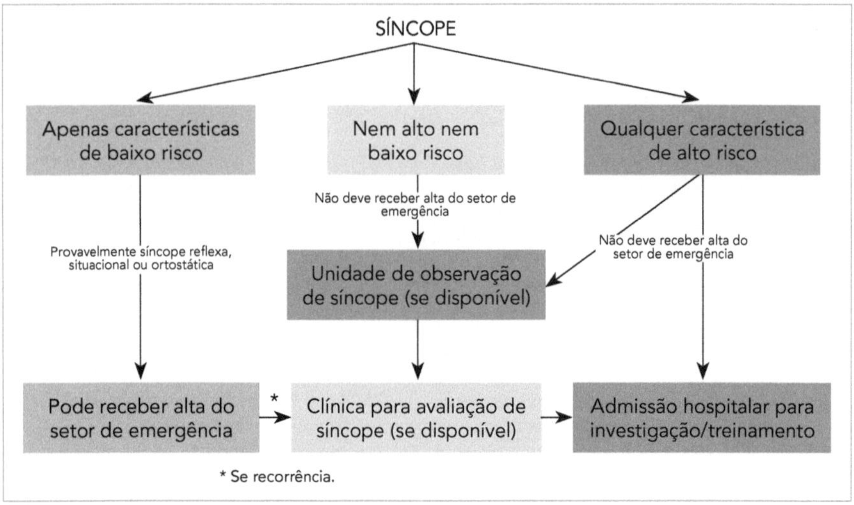


FIGURA 2 Decisão do ambiente de investigação da síncope.
Fonte: adaptada de Brignole et al.[1]

que o julgamento clínico, nem reduziu o número de internações desnecessárias. Podem, porém, auxiliar na tomada de decisão quando a história clínica não é suficiente. Não há evidências suficientes que recomendem o uso dessas ferramentas, isoladamente, para avaliação de risco em ambiente de emergência (Quadro 5).[7]

QUADRO 5 Instrumentos de avaliação de risco

| |
|---|
| ▪ OESIL – 2003:[8]<br>– Desfecho: morte em 1 ano.<br>– Preditores: ECG anormal, história de doença cardiovascular, idade > 65 anos, síncope sem pródromos. |
| ▪ *San Francisco Syncope Rules* – 2004:[9]<br>▪ Desfecho: evento adverso em 7 e 30 dias (morte, arritmia, embolia pulmonar, AVC, hemorragia ou readmissão).<br>▪ Preditores: IC descompensada, ECG anormal, hematócrito < 30%, dispneia, PAS < 90 mmHg. |
| ▪ *Short-Term Prognosis of Syncope* (STePS) – 2008:[10]<br>– Desfecho: eventos adversos em 10 dias (morte, procedimento terapêutico maior ou readmissão).<br>– Preditores: ECG anormal, história de doença cardíaca, ausência de pródromos e trauma concomitante. |
| ▪ *Canadian Syncope Risk Score* (CSRS) – 2016:[11]<br>– Desfecho: eventos adversos em 30 dias.<br>– Preditores: ECG anormal, doença cardíaca, ausência de etiologia vasovagal, troponina elevada, PAS < 90 mmHg ou > 180 mmHg. |

(continua)

QUADRO 5 Instrumentos de avaliação de risco *(continuação)*

- *FAINT Score* – 2020:[12]
  - Desfecho: morte por todas as causas ou eventos cardíacos sérios* em 30 dias para idosos ≥ 60 anos com síncope de etiologia indefinida.*
  - Preditores: história de IC, história de arritmia, ECG anormal, pró-BNP elevado, troponina T elevada.

AVC: acidente vascular cerebral; ECG: eletrocardiograma; IC: insuficiência cardíaca; PAS: pressão arterial sistólica.
* Arritmia significante, infarto agudo do miocárdio, novo diagnóstico de doença cardíaca estrutural ou intervenção cardíaca.

## PARTICULARIDADES NOS IDOSOS

- Apresentações atípicas: é importante pensar em síncope no atendimento do idoso com queda, especialmente quando não há uma causa clara identificável da queda, ausência de reflexos de proteção ou de lembrança do evento. É frequente também que, naqueles com alterações cognitivas, a história do evento não fique muito clara, dificultando o raciocínio diagnóstico.[3,13]
- Etiologia: com o aumento do número de comorbidades e do uso de medicações, muitas vezes é possível que o paciente idoso apresente mais de uma causa de síncope, além disso, há aumento na incidência de síncope por hipotensão ortostática e de causa cardíaca.
- Recorrência: em pacientes jovens, a síncope reflexa é a principal causa de episódios recorrentes, enquanto nos idosos as causas cardíacas passam a ter importante papel. Idosos com distúrbio cognitivo ou frágeis apresentam maior tendência a síncope recorrente.[14]

## AVALIAÇÃO ADICIONAL

Recomenda-se prosseguir a investigação, para além dos pacientes com características de alto risco, naqueles com episódios recorrentes ou de etiologia indeterminada, orientando os esforços na direção da suspeita.

- Avaliação cardíaca: ECG, ecocardiograma, monitorização cardíaca durante internação, monitorização cardíaca externa (Holter 24 horas, gravadores de registro).
- Testes autonômicos básicos: manobra de Valsalva, teste de respiração profunda (a ausência de variação sugere disfunção parassimpática), outros testes (proporção 30:15, *cold pressure test*, teste de *handgrip* sustentado), MAPA (monitorização ambulatorial de pressão arterial) 24 horas.

- *Tilt table test*: indicado para pacientes com suspeita de síncope reflexa, hipotensão ortostática, síndrome de taquicardia postural ortostática ou pseudossíncope psicogênica. Pode ser considerado para educação, reconhecimento dos sintomas e orientação de manobras físicas.

## TRATAMENTO

No ambiente de urgência/emergência, o tratamento e o manejo inicial devem seguir a abordagem inicial de todo paciente grave/potencialmente grave, podendo ser necessários inclusive procedimentos imediatos como cardioversão (taquiarritmias) ou implante de marca-passo (bradiarritmias), por exemplo.

Passada a fase inicial, em pacientes estáveis e com etiologia definida, direciona-se o tratamento para a causa de base, por exemplo, corrigir a hidratação de um paciente com síncope por hipotensão postural que se apresente desidratado ou transfusão de concentrado de hemácias naquele que apresentou sangramento com indicação do hemocomponente. Nas síncopes de origem cardíaca, torna-se fundamental a avaliação com equipe cardiológica especializada.

Além disso, em todos os casos, é sempre importante a educação para a doença com orientação de possíveis fatores de risco, fatores predisponentes, como evitá-los e medidas protetoras, quando possível.

## Referências bibliográficas

1. Brignole M, Moya A, De Lange FJ, Deharo JC, Elliott PM, Fanciulli A, et al. 2018 ESC guidelines for the diagnosis and management of syncope. Eur Heart J. 2018;39(21):1883-948.
2. Soteriades ES, Evans JC, Larson MG, Chen MH, Chen L, Benjamin EJ, et al. Incidence and prognosis of syncope. N Engl J Med. 2002;347(12):878-85.
3. Wong CW. Complexity of syncope in elderly people: a comprehensive geriatric approach. Hong Kong Med J. 2018;24(2):182-90.
4. Moya A, Sutton R, Ammirati F, Blanc JJ, Brignole M, Dahm JB, et al. Guidelines for the diagnosis and management of syncope (version 2009). Eur Heart J. 2009;30:2631-71.
5. Alboni P, Brignole M, Menozzi C, Raviele A, Rosso A Del, Dinelli M, et al. Diagnostic value of history in patients with syncope with or without heart disease. J Am Coll Cardiol. 2001;37(7):1921:8.
6. Shen WK, Sheldon RS, Benditt DG, Cohen MI, Forman DE, Goldberger ZD, et al. 2017 ACC/AHA/HRS guideline for the evaluation and management of patients with syncope: executive summary: a report of the American College of Cardiology / American Heart Association Task Force on Clinical Practice Guidelines and the Heart Rhythm Society. Circulation. 2017;136: e25-59.

7. Voigt RD, Alsayed M, Bellolio F, Campbell RL, Mullan A, Colleti JE, et al. Prognostic accuracy of syncope clinical prediction rules in older adults in the emergency department. J Am Coll Emerg Physicians Open. 2022;3(5).
8. Colivicchi F, Ammirati F, Melina D, Guido V, Imperoli G, Santini M. Development and prospective validation of a risk stratification system for patients with syncope in the emergency department: The OESIL Risk Score. Eur Heart J. 2003;24(9):811-9.
9. Quinn JV, Ian Stiell MG, McDermott DA, Sellers KL, Michael Kohn RA, George Wells MA, et al. Derivation of the San Francisco syncope rule to predict patients with short-term serious outcomes. Ann Emerg Med. 2004;43:224-32.
10. Costantino G, Perego F, Dipaola F, Borella M, Galli A, Cantoni G, et al. Short- and long-term prognosis of syncope, risk factors, and role of hospital admission: results from the STePS (Short-term prognosis of syncope) study. J Am Coll Cardiol. 2008;51(3):276-83.
11. Thiruganasambandamoorthy V, Kwong K, Wells GA, Sivilotti MLA, Mukarram M, Rowe BH, et al. Development of the Canadian Syncope Risk Score to predict serious adverse events after emergency department assessment of syncope. CMAJ. 2016;188(12):E289-98.
12. Probst MA, Gibson T, Weiss RE, Yagapen AN, Malveau SE, Adler DH, et al. Risk stratification of older adults who present to the emergency department with syncope: the FAINT Score. Ann Emerg Med. 2020;75(2):147-58.
13. Ungar A, Mussi C, Ceccofiglio A, Bellelli G, Nicosia F, Bo M, et al. Etiology of syncope and unexplained falls in elderly adults with dementia: Syncope and dementia (SYD) study. J Am Geriatr Soc. 2016;64(8):1567-73.
14. Bandhu K, Rao A, Nehra A, Dwivedi SN, Chakrawarty A, Dey AB. Recurrent syncope in long survivors and its association with geriatric syndromes. Aging Med (Milton). 2023;6(1):49-55.

9

# Insuficiência cardíaca

Marcelo Eidi Ochiai

## INTRODUÇÃO

A insuficiência cardíaca (IC) é uma doença comum no idoso, e frequentemente o paciente procura o setor de pronto atendimento por piora dos sintomas e sinais clínicos, situação denominada descompensação.

A descompensação da IC requer uma abordagem específica diferente das condutas adotadas quando a doença está estável no consultório. O tratamento da IC descompensada deve ter como meta a melhora dos sintomas, o que passa pela melhora hemodinâmica. Nesse momento, a redução de mortalidade torna-se secundária.

## PARTICULARIDADES DA INSUFICIÊNCIA CARDÍACA NO IDOSO

A prevalência de IC aumenta progressivamente com a idade, e cerca de metade desses casos apresenta fração de ejeção (FE) preservada (ICFEp: FE > 50%).[1] O quadro clínico é semelhante à IC de FE reduzida (ICFEr), entretanto as medicações testadas em ensaios clínicos randomizados não resultaram em melhor evolução. A IC de FE levemente reduzida (ICFElr – FE 40 a 49%) é uma situação de transição entre a ICFEp e ICFEr e apresenta similaridades entre ambas em termos de tratamento. A ICFElr, também muito comum no idoso, apresenta níveis de biomarcadores peptídeo natriurético tipo B (BNP) menores que a ICFEr e melhor evolução clínica, principalmente com o uso de betabloqueadores.[2]

A insuficiência renal crônica ocorre frequentemente na IC e geralmente piora na descompensação, em particular nos idosos, nos quais a função renal decai progressivamente com a idade.[3] A desnutrição da IC, conhecida com caquexia cardíaca em grau mais avançado, é causada por alterações neuro-hormonais, por menor absorção dos nutrientes e redução do apetite. Desnutrição, sarcopenia e transtorno cognitivo são situações tipicamente geriátricas presentes na IC, e melhoram com o tratamento cardiológico. A associação entre fragilidade e IC em pacientes idosos é uma área de estudos e de preocupação médica recentes.[4]

## DIURÉTICOS

A congestão pulmonar e sistêmica é uma das características da descompensação da insuficiência cardíaca, tanto para ICFEr como para ICFElr e ICFEp. O alívio dessa congestão usando diurético torna-se muito importante. O uso crônico de diurético leva a um fenômeno de resistência pelo aumento da reabsorção causado pelo aumento da carga distal de sódio no túbulo renal.[5]

Para os pacientes mais graves, frequentemente é necessária uma estratégia diferente para lidar com essa situação. A conduta-padrão é o uso de diurético de alça, geralmente a furosemida, por via endovenosa, que é a mais eficiente em pacientes com anasarca e edema de mucosa do trato gastrointestinal, situação essa que reduz a absorção por via oral. A administração é realizada em bolo a cada 6 ou 8 horas. Caso a diurese fique abaixo da necessária para melhora da congestão, a infusão contínua de furosemida aumenta 23 a 39% do volume de urina em relação à administração em bolo.[6,7]

A infusão contínua de furosemida deve ser feita com bomba de infusão e com equipo específico para drogas fotossensíveis, devendo a solução ser trocada a cada 8 horas. Caso o paciente ainda precise de mais alívio da congestão, ao diurético de alça pode ser adicionado um diurético tiazídico, o que aumenta o volume de urina em 56%.[8]

Uma grande preocupação é o uso excessivo de diurético, e a consequente ocorrência de insuficiência renal. Para minimizar esse efeito adverso, foi desenvolvida uma estratégia diurética baseada no peso com resultados muito satisfatórios.[9]

## ESTRATÉGIAS DE MANUSEIO PARA DESCOMPENSAÇÃO DA ICFER

Durante a descompensação de IC, ocorre a ativação do sistema neuro-hormonal, resultando em aumento da resistência vascular periférica. Consequentemente, ocorre aumento das pressões de enchimento ventricular (pressão capilar pulmonar) e redução do débito cardíaco. Níveis circulantes de substâncias como catecolaminas, angiotensina II, endotelinas, fator de necrose tumoral alfa (TNF-alfa) e interleucinas aumentam durante a descompensação e contribuem para o aumento da resistência periférica.[10] De fato, estudos hemodinâmicos durante a descompensação demonstram que a resistência vascular periférica está aumentada.

Particularmente, o esquema de vasodilatação ganha uma importância maior quando ocorre dificuldade para a compensação, frequentemente havendo dependência de suporte inotrópico endovenoso. Nessa situação, que podemos chamar de baixo débito cardíaco crônico, a combinação de múltiplos vasodilatadores pode ser benéfica.

Os vasodilatadores que agem por meio da redução da ativação neuro-hormonal melhoram a condição hemodinâmica, e a médio e longo prazo reduzem a mortalidade, provavelmente por seu efeito sobre o remodelamento. Entretanto, as vias hormonais são redundantes, o que pode levar a um fenômeno de escape da ação de vasodilatadores.

Os vasodilatadores diretos têm a vantagem de agir na via final comum, que produz o aumento da resistência, ou seja, os próprios vasos periféricos. Seu benefício hemodinâmico é consistente, entretanto seus resultados sobre a mortalidade a médio e longo prazo são diferentes entre si, provavelmente por não intervir diretamente sobre a ativação neuro-hormonal. Os vasodilatadores diretos, como a nifedipina, que deprimem o miocárdio ou causam uma redução da pressão arterial muito intensa, podem ser mais deletérios que benéficos.

O nitroprusseto de sódio foi uma das primeiras drogas vasodilatadoras utilizadas para insuficiência cardíaca. Seu efeito vasodilatador provavelmente é mediado pelo óxido nítrico. Um estudo hemodinâmico demonstrou aumento de 33% no índice cardíaco e redução de 48% da pressão capilar pulmonar, 26% da pressão arterial média e de 46% da resistência vascular periférica.[11] Ocorre aumento da circulação intestinal e redução da congestão hepática, efeitos muito desejáveis em pacientes descompensados. O uso prolongado é limitado pela possibilidade de intoxicação de tiocianeto.

A hidralazina apresenta resposta hemodinâmica favorável para a compensação da insuficiência cardíaca, com aumento do débito cardíaco em 63%, redução da pressão capilar pulmonar em 38% e da resistência vascular sistêmica em 38%, com efeito moderado sobre a pressão arterial (queda de 9%), e redução da frequência cardíaca.[12] A função renal, avaliada pelo ritmo de filtração glomerular, melhora com o uso de hidralazina. Em médio e longo prazos, a hidralazina reduz a mortalidade em combinação com dinitrato de isossorbida.[13]

Os inibidores da enzima de conversão de angiotensina (iECA) apresentam resposta hemodinâmica favorável para a compensação da insuficiência cardíaca, com aumento do débito cardíaco em 38%, redução da pressão capilar pulmonar em 42% e da resistência vascular sistêmica em 39%, com efeito moderado sobre a pressão arterial (queda de 18%) e redução da frequência cardíaca.[12] Esse grupo de medicamentos tem reconhecida atuação sobre a melhora de sobrevida a médio e longo prazo na insuficiência cardíaca.

A losartana reduz em 20% a resistência vascular periférica, em 26% a pressão capilar pulmonar, e aumenta em 25% o índice cardíaco.[14] A dose utilizada com maior benefício foi de 25 mg, e após 12 horas ocorre o início da perda desses efeitos. Dessa forma pode-se recomendar que a dose de losartana seja de 25 mg a cada 12 horas. Os efeitos sobre a mortalidade a médio e longo prazo são benéficos e equivalentes aos do iECA.[15]

O nesiritide é uma molécula idêntica ao BNP humano, produzida de forma recombinante, e consequentemente provoca vasodilatação arterial, venosa e coronariana. O nesiritide causa redução da pressão capilar pulmonar (até 34%), da resistência vascular periférica (até 20%) e aumento do débito cardíaco (até 21%). Esses efeitos são atingidos com uma redução da pressão arterial sistólica de pequena intensidade (7,8%).[16] Retrospectivamente, o estudo *Adhere* mostrou que, dentre os pacientes com descompensação que necessitaram de droga vasoativa, a nesiritida foi uma escolha frequente (34%), em comparação com a dobutamina (27,7%) e a milrinona (13%). Também foi demonstrado que a nesiritida está associado a menor mortalidade em relação à milrinona e à dobutamina.[17] Em uma metanálise, comparado com placebo, dobutamina e nitroglicerina, a neseretida não foi associado a pior mortalidade ou evolução, com a ocorrência maior de bradicardia e hipotensão.[18]

O sistema renina-angiotensina-aldosterona (SRAA) apresenta grande ativação em quadros de insuficiência cardíaca. A partir de angiotensinogênio, a renina produz angiotensina I (Ang I), e a enzima de conversão a transforma em angiotensina II (Ang II). Esse peptídeo liga-se a seu receptor tipo AT1, e produz vasoconstrição, e efeito proliferativo no miocárdio. Dessa forma, a ativação do SRAA traz grande malefício para a evolução da insuficiência cardíaca, tanto na situação hemodinâmica quanto no processo de remodelamento cardíaco. O SRAA é tanto mais ativado quanto mais avançada for a insuficiência cardíaca, e principalmente na fase descompensada. A transformação de Ang I em Ang II não é realizada exclusivamente pela enzima de conversão. De fato, a enzima de conversão produz somente 11% da Ang II; o restante é produzido por outras enzimas com a chimase e a catepsina. Dessa forma, mesmo quando a dose do iECA é a máxima recomendada, existe uma resposta vascular à infusão de Ang I, caracterizando um escape do SRAA à inibição.[19]

O uso de BRA poderia contornar esse problema, pois, atuando na via final, inibiria o efeito da Ang II produzida tanto pela enzima de conversão quanto por outras vias. Existem 4 tipos de receptores de Ang II descritos. O receptor AT1 é o que está associado aos efeitos deletérios na insuficiência cardíaca. O receptor AT2 desaparece após o período fetal e aumenta sua expressão em situações específicas como insuficiência cardíaca e isquemia miocárdica. A função dos receptores AT3 e AT4 permanece desconhecida. Os bloqueadores do receptor de angiotensina II especificamente atuam sobre o tipo 1. A estimulação do receptor AT1 produz um *feedback* negativo sobre a produção de renina, e consequentemente redução da produção de Ang I e Ang II. Dessa forma, quando do uso de bloqueador do receptor de angiotensina II, ocorre um aumento da Ang II. Níveis elevados de Ang II produzem uma estimulação dos receptores AT2, cujo efeito é do tipo proliferativo sobre o miocárdio.[20]

A adição de BRA ao iECA produz uma redução extra da pressão capilar pulmonar, bem com a diminuição da resistência vascular periférica. Em um estudo realizado em nosso serviço, a adição de BRA ao iECA aumenta a probabilidade de retirada de dobutamina em pacientes descompensados dependentes de inotrópico endovenoso (*odds ratio* = 10).[21] Em relação à evolução a médio e longo prazo, a associação BRA-iECA reduz a incidência de hospitalização por insuficiência cardíaca e mortalidade cardiovascular.[22,23]

Dessa forma, acreditamos que o uso de doses mais baixas em combinação com outros vasodilatadores é mais eficaz em pacientes com a descompensação de IC avançada. Preferimos a associação inicial de adição de BRA ao iECA. Caso não haja resposta satisfatória, a adição de hidralazina deve ser eficaz. A combinação de múltiplos vasodilatadores é limitada pela queda da pressão arterial sistêmica, por isso a preferência por doses menores de cada medicação.

A combinação fixa de sacubitril/valsartana reduz a morbimortalidade em pacientes com ICFEr, inclusive nos mais idosos.[24] O uso de sacubitril/valsartana durante a descompensação da IC reduz os níveis de NT-pró-BNP sem aumentar hipotensão e piora da função em comparação com enalapril.[25] Para ICFEp sacubitril/valsartana não altera mortalidade e hospitalizações mas melhora a qualidade de vida de forma significativa.[26]

A digoxina é uma droga inotrópica positiva e cronotrópica negativa que tem seu uso limitado em pacientes estáveis, pois o estudo *Dig trial* mostrou efeito neutro sobre a mortalidade.[27] Além do mais, o risco de intoxicação em idosos e em pacientes com insuficiência renal limita seu uso. Diferentemente durante a descompensação a digoxina pode ser muito útil, pois pode ser utilizada somente durante a internação hospitalar, o que minimiza o risco de intoxicação. Assim a digoxina ajuda no baixo débito cardíaco e no controle da frequência ventricular especialmente se o ritmo cardíaco for fibrilação atrial.

Como regra, o betabloqueador deve ser mantido durante a descompensação da IC. Em caso de bradicardia ou hipotensão a dose deve ser reduzida à metade, evitando a suspensão total para não haver taquicardia rebote.[28] Em tese de doutorado da USP, o incremento rápido da dose de carvedilol ainda durante a internação hospitalar foi bem tolerado e reduziu a ocorrência de reinternação.[29]

Inibidores da SGLT-2 (*sodium-glucose cotransporter 2*) desenvolvidos para tratamento do *diabetes mellitus* têm mostrado efeito cardiovascular benéfico, inclusive em não diabéticos. O uso de inibidores da SGLT-2 durante a descompensação está associado a melhor evolução da insuficiência cardíaca.[30]

## CONCLUSÃO

A descompensação da IC em idosos apresenta fração de ejeção não muito deprimida, por vezes preservada. Desnutrição, sarcopenia e transtorno cognitivo geralmente melhoram com a melhora do quadro de IC. A terapia medicamentosa exige dinamismo em sua condução, mudando a cada dia de avaliação médica e com combinações de táticas.

## Referências bibliográficas

1. de Boer AR, Vaartjes I, Gohar A, Valk MJM, Brugts JJ, Boonman-de Winter LJM, et al. Heart failure with preserved, mid-range, and reduced ejection fraction across health care settings: an observational study. ESC Heart Fail. 2022;9:363-72.

2. Cleland JGF, Bunting KV, Flather MD, Altman DG, Holmes J, Coats AJS, et al. Beta-blockers for heart failure with reduced, mid-range, and preserved ejection fraction: an individual patient-level analysis of double-blind randomized trials. Eur Heart J. 2018;39: 6-35.
3. Dobre D, Rossignol P, Metra M, Zannad F. Can we prevent or treat renal dysfunction in chronic heart failure? Heart Fail Rev. 2012;17:283-90.
4. Matsue Y, Kamiya K, Saito H, Saito K, Ogasahara Y, Maekawa E, et al. Prevalence and prognostic impact of the coexistence of multiple frailty domains in elderly patients with heart failure: the Fragile-HF cohort study. Eur J Heart Fail. 2020;22:2112-9.
5. Valente MAE, Voors AA, Damman K, Van Veldhuisen DJ, Massie BM, O'Connor CM, et al. Diuretic response in acute heart failure: clinical characteristics and prognostic significance. Eur Heart J. 2014;35:1284-93.
6. Zheng Z, Jiang X, Chen J, He D, Xie X, Lu Y, et al. Continuous versus intermittent use of furosemide in patients with heart failure and moderate chronic renal dysfunction. ESC Heart Fail. 2021;8:2070-8.
7. Thomson MR, Nappi JM, Dunn SP, Hollis IB, Rodgers JE, Van Bakel AB. Continuous versus intermittent infusion of furosemide in acute decompensated heart failure. J Card Fail. 2010;16:188-93.
8. Dormans TPJ, Gerlag PGG. Combination of high-dose furosemide and hydrochlorothiazide in the treatment of refractory congestive heart failure. Eur Heart J. 1996;17:1867-74.
9. Cardoso JN, Ochiai ME, Oliveira MT, Reis CM, Curiati M, Vieira KR, et al. Diuretic titration based on weight change in decompensated congestive heart failure: a randomized trial. Int J Cardiol. 2013;168:3020-1.
10. Johnson W, Omland T, Hall C, Lucas C, Myking OL, Collins C, et al. Neurohormonal activation rapidly decreases after intravenous therapy with diuretics and vasodilators for class IV heart failure. J Am Coll Cardiol. 2002;39:1623-9.
11. Risöe C, Simonsen S, Rootwelt K, Sire S, Smiseth OA. Nitroprusside and regional vascular capacitance in patients with severe congestive heart failure. Circulation. 1992;85:997-1002.
12. Fonarow GC, Chelimsky-Fallick C, Stevenson LW, Luu M, Hamilton MA, Moriguchi JD, et al. Effect of direct vasodilation with hydralazine versus angiotensin-converting enzyme inhibition with captopril on mortality in advanced heart failure: the Hy-C trial. J Am Coll Cardiol. 1992;19: 842-50.
13. Cohn JN, Archibald DG, Ziesche S, Franciosa JA, Harston WE, Tristani FE, et al. Effect of vasodilator therapy on mortality in chronic congestive heart failure: results of a Veterans Administration Cooperative Study. N Engl J Med. 1986;314:1547-52.
14. Crozier I, Ikram H, Awan N, Franciosa JA, Harston WE, Tristani FE, et al. Losartan in heart failure. Hemodynamic effects and tolerability. Losartan Hemodynamic Study Group. Circulation. 1995;91:691-7.
15. Pitt B, Poole-Wilson PA, Segal R, Martinez FA, Dickstein K, Camm AJ, et al. Effect of losartan compared with captopril on mortality in patients with symptomatic heart failure: randomised trial: the Losartan Heart Failure Survival Study Elite II. Lancet. 2000;355:1582-7.
16. Colucci WS, Elkayam U, Horton DP, Abraham HT, Bourge RC, Johnson AD, et al. Intravenous nesiritide, a natriuretic peptide, in the treatment of decompensated congestive heart failure. N Engl J Med. 2000;343:246-53.

17. Abraham WT, Adams KF, Fonarow GC, Costanzo MR, Berkowitz RL, LeJemtel TH, et al. In-hospital mortality in patients with acute decompensated heart failure requiring intravenous vasoactive medications: an analysis from the Acute Decompensated Heart Failure National Registry (Adhere). J Am Coll Cardiol. 2005;46: 57-64.
18. Gong B, Wu Z, Li Z. Efficacy and safety of nesiritide in patients with decompensated heart failure: a meta-analysis of randomised trials. BMJ Open. 2016;6:e008545.
19. Andersen NH, Mogensen CE. Review: Inhibition of the renin-angiotensin system, with particular reference to dual blockade treatment. J Renin Angiotensin Aldosterone Syst. 2001;2:46-52.
20. de Gasparo M, Catt KJ, Inagami T, Wright JW, Unger T. International union of pharmacology. XXIII. The angiotensin II receptors. Pharmacol Rev. 2000;52:415-72.
21. Ochiai ME, Brancalhão EC, Puig RS, Vieira KRN, Cardoso JN, Oliveira-Jr MT, et al. Short-term add-on therapy with angiotensin receptor blocker for end-stage inotrope-dependent heart failure patients: B-type natriuretic peptide reduction in a randomized clinical trial. Clinics (Sao Paulo). 2014;69:308-13.
22. McMurray JJ, Ostergren J, Swedberg K, Granger CB, Held P, Michelson EL, et al. Effects of candesartan in patients with chronic heart failure and reduced left-ventricular systolic function taking angiotensin-converting-enzyme inhibitors: the Charm-Added trial. Lancet. 2003;362:767-71.
23. Cohn JN, Tognoni G. A randomized trial of the angiotensin-receptor blocker valsartan in chronic heart failure. N Engl J Med. 2001;345:1667-75.
24. Bhatt AS, Vaduganathan M, Solomon SD, Schneeweis S, Lauftenburger JC, Desai RJ. Sacubitril/valsartan use patterns among older adults with heart failure in clinical practice: a population-based cohort study of > 25 000 Medicare beneficiaries. Eur J Heart Fail. 2022;24(9):1506-15.
25. Velazquez EJ, Morrow DA, DeVore AD, Duffy CI, Ambrosy AP, McCague K, et al. Angiotensin-neprilysin inhibition in acute decompensated heart failure. N Engl J Med. 2019;380:539-48.
26. Solomon SD, Mcmurray JJV, Anand IS, Phil D, Ge J, Lam CSP, et al. Angiotensin-neprilysin inhibition in heart failure with preserved ejection fraction. N Engl J Med. 2019;381:1609-20.
27. Digitalis Investigation Group. The Effect of digoxin on mortality and morbidity in patients with heart failure. N Engl J Med. 1997;336:525-33.
28. Rohde LEP, Montera MW, Bocchi EA, Clausell N, Albuquerque DA, Rassi S. Diretriz brasileira de insuficiência cardíaca crônica e aguda. Arq Bras Cardiol. 2018;111(3):436-539.
29. Melo DSBd, Barretto ACP. Impacto do uso rápido dos betabloqueadores sobre a mortalidade e remodelamento ventricular na insuficiência cardíaca avançada [dissertação]. São Paulo: Universidade de São Paulo; University, 2011.
30. Voors AA, Angermann CE, Teerlink JR, Collins SP, Kosiborod M, Biegus J, et al. The SGLT2 inhibitor empagliflozin in patients hospitalized for acute heart failure: a multinational randomized trial. Nat Med. 2022;28:568-74.

# 10

# Arritmias

Vívian Masutti Jonke

## INTRODUÇÃO

Com o envelhecimento da população, dados do Censo 2022 indicam que o Brasil possui 22,2 milhões de pessoas com 65 anos ou mais, representando 8,7% da população com 60 anos ou mais.[1]

E com o aumento de doenças crônicas não transmissíveis, como hipertensão, diabetes, obesidade, doença coronariana e apneia do sono, entre outros, aumentam as chances de remodelamento cardíaco e de arritmias.[2] O impacto clínico depende de planejamento de recursos em cuidados, dimensionamento adequado de serviços especializados e preparação para o crescente volume de pacientes idosos com arritmias.

## FISIOPATOLOGIA

Segundo Curtis et al., com o aumento de octogenários e pacientes ainda mais idosos, há novo nicho de pacientes, em que a idade avançada é claro fator de risco (Quadro 1).

QUADRO 1 Principais fatores para o aumento de arritmias em pacientes idosos

| |
|---|
| Remodelamento estrutural e elétrico do tecido cardíaco. |
| Aumento de comorbidades concomitantes. |
| Aumento de citocinas inflamatórias. |
| Mudanças nas correntes de sódio e cálcio nos cardiomiócitos. |
| Fibrose (cicatrizes) no miocárdio, levando a arritmias ventriculares por mecanismo de reentrada. |

Fonte: Curtis et al. (2018).[2]

Com o envelhecimento, ocorre aumento da ativação de células inflamatórias, atividade de fibroblastos e atividade de fatores de deposição de matriz extracelular, além de fator de crescimento transformador beta (TGF-beta). A elevação de citocinas inflamatórias, como interleucina (IL) 1, IL-6, fator de necrose tumoral (TNF) e a deposição de matriz extracelular, levam à fibrose miocárdica. Somado a mudanças iônicas nas correntes do potencial de ação dos cardiomiócitos, com mudanças principalmente nas correntes de sódio e cálcio, leva a aumento em arritmias atriais e ventriculares, além de perda de função ventricular progressiva.[2]

Com a apoptose de cardiomiócitos, fibrose e anormalidades na repolarização, ocorrem também mudanças degenerativas no sistema de condução. Surgem "ilhas" com condução com baixa voltagem, aumentando a chance de bradiarritmias e bloqueios atrioventriculares (Quadro 2 e Figura 1).

QUADRO 2 Mudanças patológicas e mecanismos de aumento de arritmias

| Mudanças patológicas | Mecanismo de aumento de arritmia |
|---|---|
| Dano celular oxidativo | ▪ Corrente de cálcio tipo L aumentada.<br>▪ Aumento de mecanismos pós-potenciais precoces (ocorre nas fases 2 e 3 do potencial de ação). |
| Resposta de citocinas inflamatórias | ▪ Surgimento de marca-passos ectópicos.<br>▪ Pós-potenciais tardios (após o término da repolarização). |
| Apoptose de cardiomiócitos | ▪ Aumento da excitabilidade e automaticidade das células em apoptose.<br>▪ Acoplamento eletromecânico anormal. |
| Fibrose e expansão da matriz extracelular | ▪ Remodelamento elétrico.<br>▪ Reentradas. |
| Aumento da pós-carga e hipertrofia ventricular esquerda | ▪ Aumento de estresse de parede e isquemia.<br>▪ Anormalidades de repolarização. |
| Mudanças degenerativas no sistema de condução | ▪ Condução com baixa voltagem.<br>▪ Incompetência cronotrópica.<br>▪ Bradicardia e bloqueios atrioventriculares. |

Fonte: adaptado de Curtis et al. (2018).[2]

O manejo terapêutico torna-se um desafio, pois esse perfil de pacientes pode apresentar reações diferentes às terapêuticas habituais, sendo necessário acrescentar à equação do tratamento o risco de queda e a fragilidade desses pacientes.

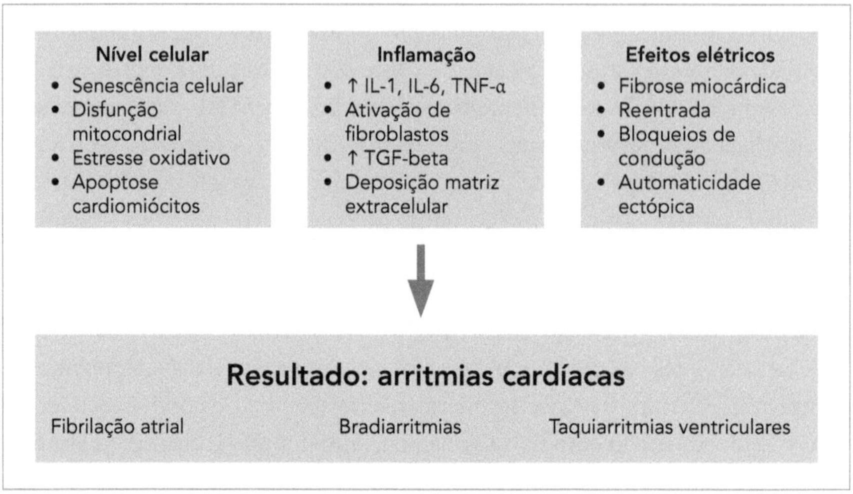


FIGURA 1 Fisiopatologia das arritmias no envelhecimento.
Fonte: adaptado de Curtis et al. (2018)[2]; Van Deutekom et al. (2024).[3]

## APRESENTAÇÃO CLÍNICA E TRATAMENTO

Para uma abordagem prática, este tópico será dividido em taquiarritmias e bradiarritmias.

### Taquiarritmias

#### Fibrilação atrial

Dentro das taquiarritmias, a mais prevalente e com maior importância epidemiológica é a fibrilação atrial. A prevalência da fibrilação atrial aumenta com a idade e com o número de comorbidades associadas. É uma doença dinâmica, e podemos dividi-la em fases (Figura 2).

Em pacientes com a doença em fase subclínica, temos fatores de risco e remodelamento atrial, com aumento de fibrose e deposição de matriz extracelular. O paciente pode ter episódios de fibrilação atrial, em muitos casos assintomáticos. Cada vez mais se preconiza[4] o controle dos fatores de risco e a monitorização periódica em pacientes de risco, para detecção precoce de fibrilação atrial.

O controle dos fatores de risco inclui:[4]

- Controle pressórico adequado.
- Controle glicêmico adequado.

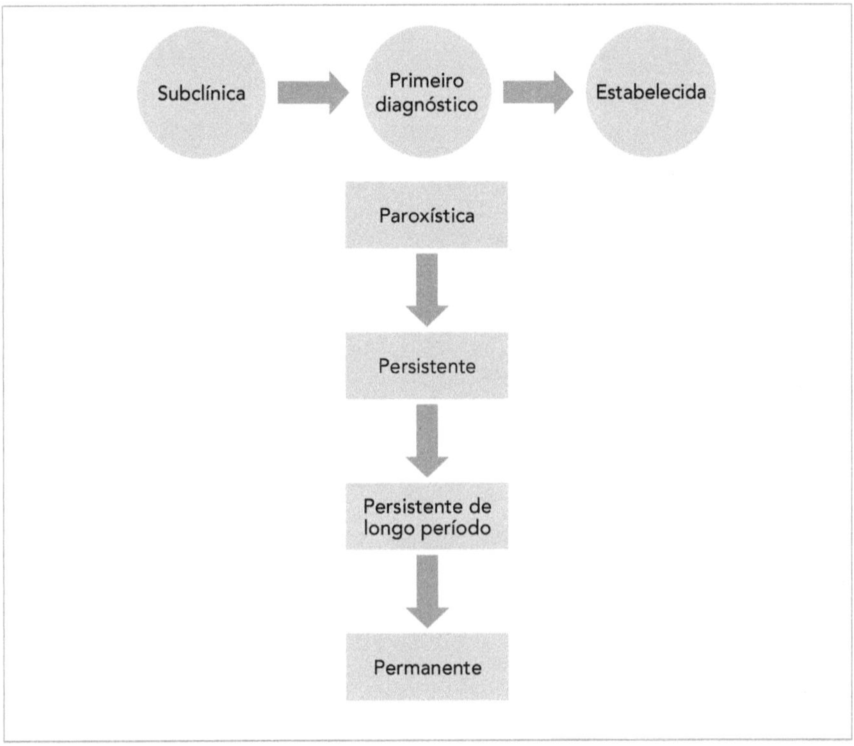


FIGURA 2 Fases clínicas da fibrilação atrial.
Fonte: adaptado de Camm et al. (2022).[5]

- Metas lipídicas adequadas.
- Combate ao sedentarismo e estímulo à atividade física.
- Dieta pobre em sal e pobre em gorduras saturadas (dietas do Mediterrâneo e DASH).
- Cessação de tabagismo.
- Redução do consumo de álcool.

O grande desafio nessa fase é conseguir o engajamento do paciente. Mas cabe ao profissional de saúde inspirar seu paciente e familiares, explicando de maneira clara os benefícios do tratamento adequado e os riscos da doença.

Após o primeiro diagnóstico, inicia-se uma abordagem prática chamada CC para o ABC (Figura 3).[4]

Para o diagnóstico, utilizam-se traçados de eletrocardiograma de pelo menos 30 segundos de duração, que podem ser gerados pelo eletrocardiograma de

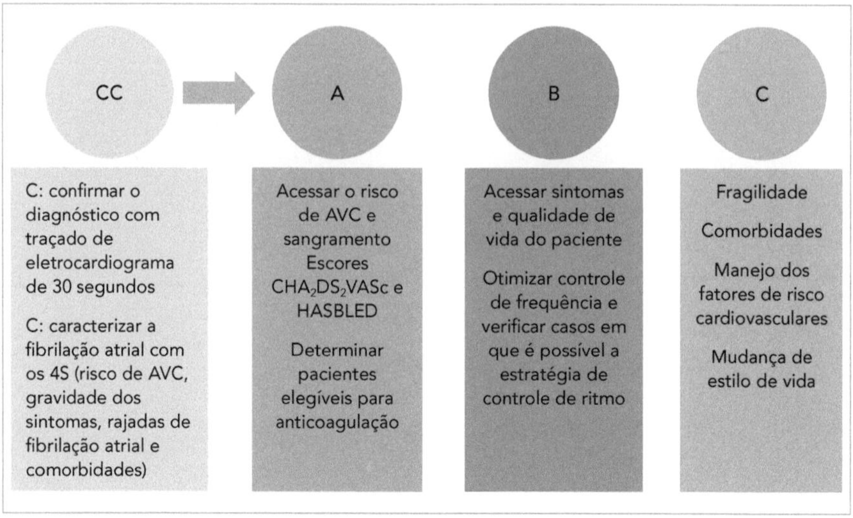


FIGURA 3 Abordagem CC para o ABC.
AVC: acidente vascular cerebral; ECG: eletrocardiograma; FA: fibrilação atrial.
Fonte: adaptada de Hindricks et al. (2020).[4]

repouso, Holter de 24 horas ou mesmo por meio de dispositivos digitais portáteis com técnica de eletrocardiograma.[4]

Na abordagem ABC, utilizam-se os escores $CHA_2DS_2VASc$ para acessar o risco de acidente vascular cerebral (AVC) isquêmico e o escore HASBLED para acessar risco de sangramento nesses pacientes com fibrilação atrial (Quadros 3 e 4).

Vale ressaltar que o escore $CHA_2DS_2VASc$ é dinâmico e deve ser realizado em toda consulta. Uma vez que o paciente é elegível para anticoagulação e essa decisão é tomada, ela permanece como conduta permanente, sem suspensão, exceto em casos de contraindicação para a anticoagulação, como sangramento importante.

Um escore de sangramento HASBLED elevado não contraindica a anticoagulação, apenas alerta para monitoramento mais frequente dos fatores de risco.

Ainda na abordagem ABC, o controle de frequência cardíaca e o controle de ritmo ainda são discutidos arduamente. As diretrizes de 2024 incluem evidências robustas específicas para população idosa, demonstrando benefícios do controle precoce de ritmo mesmo em pacientes mais idosos.[5] Trabalhos recen-

QUADRO 3 Escore de risco $CHA_2DS_2VASc$, utilizado para estratificar o risco de AVC isquêmico em pacientes com fibrilação atrial e determinar pacientes com benefício de estratégia de anticoagulação

| Inicial | Fator de risco | Pontuação |
|---|---|---|
| C | Insuficiência cardíaca | 1 |
| H | Hipertensão arterial | 1 |
| A | Idade ≥ 75 anos | 2 |
| D | *Diabetes mellitus* | 1 |
| S | AVC isquêmico prévio ou acidente isquêmico transitório prévio | 2 |
| V | Doença vascular associada | 1 |
| A | Idade entre 65-75 anos | 1 |
| Sc | Sexo feminino | 1 |

Critérios para anticoagulação:
- Sexo masculino: escore ≥ 2.
- Sexo feminino: escore ≥ 3.

AVC: acidente vascular cerebral; INR: *International Normalized Ratio*.
Fonte: Hindricks et al. (2020).[4]

QUADRO 4 Escore de risco de sangramento HASBLED para pacientes com fibrilação atrial

| Inicial | Fator de risco | Pontuação |
|---|---|---|
| H | Hipertensão arterial descontrolada | 1 |
| A | Alteração hepática ou renal | 1 |
| S | AVC prévio | 1 |
| B | Sangramento prévio | 1 |
| L | Labilidade INR (pacientes já em uso de antagonistas da vitamina K) | 1 |
| E | Idade ≥ 65 anos | 1 |
| D | Abuso de álcool ou outras drogas | 1 |

AVC: acidente vascular cerebral.
Fonte: Hindricks et al. (2020).[4]

tes como o EAST-AFNET 4[6] trouxeram mais evidências de que o controle de ritmo consegue reduzir a mortalidade e melhorar a qualidade de vida, e deve ser considerado mesmo nos pacientes mais idosos, levando em conta outros fatores, como fragilidade e declínio cognitivo. O controle de ritmo pode ser realizado com medicamentos antiarrítmicos e ablação por cateter por radiofrequência, de acordo com a preferência do paciente ou se falha terapêutica com o controle medicamentoso (Quadro 5 e Figura 4).

QUADRO 5 Medicações antiarrítmicas mais utilizadas

| Antiarrítmico | Posologia | Evento adverso | Recomendação |
|---|---|---|---|
| Amiodarona | 200 mg 3x/ dia | ▪ Hipo ou hipertireoidismo.<br>▪ Fotossensibilidade.<br>▪ Fibrose pulmonar. | ▪ Monitorização da função tireoidiana.<br>▪ Radiografia de tórax a cada 6 meses.<br>▪ Uso de protetor solar. |
| Propafenona | 150-300 mg 3x/dia | ▪ Paladar metálico.<br>▪ Indução de *flutter* 1:1. | Cuidado em pacientes coronarianos. |

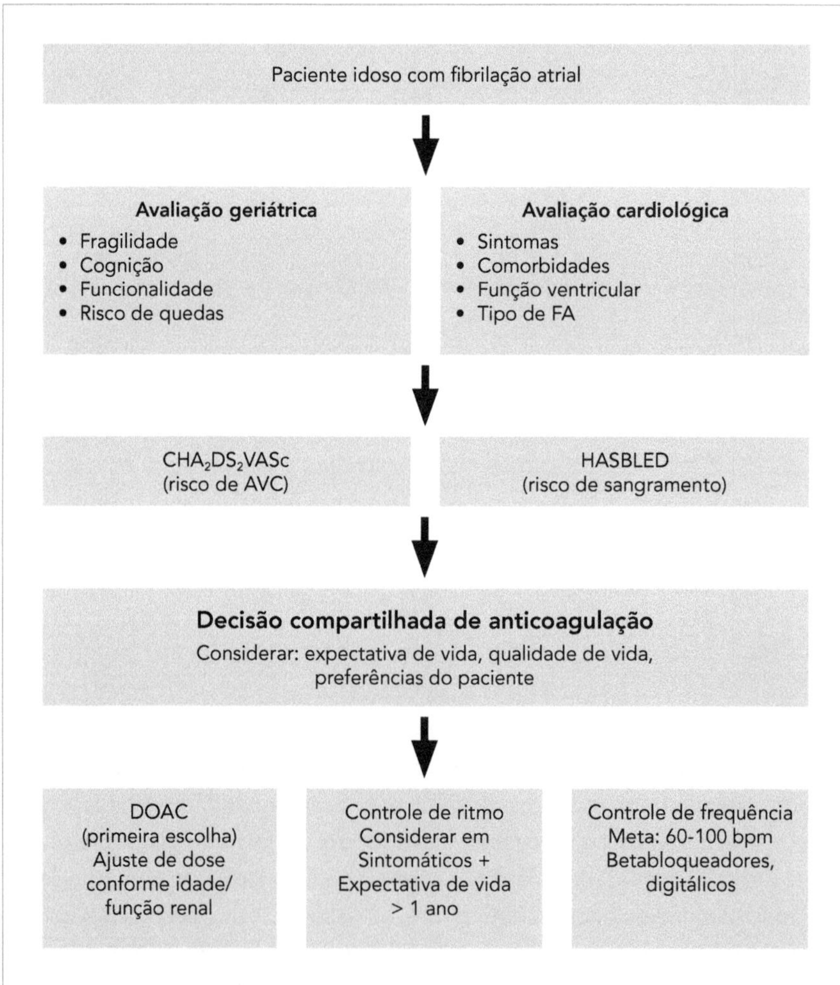


FIGURA 4 Manejo da fibrilação atrial em idosos.
Fonte: adaptado de Van Gelder et al. (2024)[5]; Van Deutekom et al. (2024).[3]

Para o controle de frequência cardíaca, as medicações mais utilizadas são os betabloqueadores, digitálicos e bloqueadores de canal de cálcio.

Em relação aos pacientes elegíveis para anticoagulação, é fundamental realizar orientações em relação à prevenção de queda durante a consulta, e oferecer as opções de anticoagulação com antagonistas de vitamina K ou DOAC (anticoagulantes diretos orais), de acordo com o perfil e a condição socioeconômica do paciente (Quadro 6).

Nos casos em que o paciente tenha contraindicações para o uso de anticoagulantes, como alto risco de sangramento, sangramento prévio, acidente vascular cerebral isquêmico na vigência de anticoagulação ou acidente vascular cerebral hemorrágico prévio, considerar oclusão do apêndice atrial.[3]

A decisão deve ser compartilhada com o paciente, garantindo melhor engajamento e adesão ao tratamento.

## Outras taquicardias supraventriculares

A conduta na emergência para taquicardias supraventricular com intervalo R-R regular é semelhante à de pacientes mais jovens, incluindo:

- Encaminhar o paciente para a sala de emergência.
- Monitorização.
- Realização de eletrocardiograma.
- Determinar sinais de instabilidade (dispneia, dor torácica, diminuição da pressão arterial, diminuição do nível de consciência e desmaio).

QUADRO 6 Anticoagulantes e posologias na fibrilação atrial

| Anticoagulante | Classificação | Posologia | Ajuste de dose | Recomendação |
|---|---|---|---|---|
| Varfarina | Antagonista de vitamina K | 2,5-5 mg 1x/dia | De acordo com o INR. | ▪ Evitar alimentos ricos em vitamina K.<br>▪ Dosagem de INR periódico. |
| Rivaroxabana | DOAC | 15-20 mg 1x/dia | Se *clearance* de creatinina 15-50 mL/min, usar dose de 15 mg 1 x/dia. | Ingestão com alimentos. |
| Apixabana | DOAC | 2,5-5 mg 2 x/dia | Se 2 dos critérios:<br>▪ idade ≥ 80 anos;<br>▪ peso ≤ 60 kg;<br>▪ creatinina ≥ 1,5 mg/dL.<br>Usar dose de 2,5 mg 2 x/dia. | Atenção à posologia. |

*(continua)*

QUADRO 6 Anticoagulantes e posologias na fibrilação atrial (*continuação*)

| Anticoagulante | Classificação | Posologia | Ajuste de dose | Recomendação |
|---|---|---|---|---|
| Edoxabana | DOAC | 30-60 mg<br>1 x/dia | Se 1 dos critérios:<br>▪ *clearance* de creatinina 15-50 mL/min;<br>▪ peso ≤ 60 kg;<br>▪ utilização concomitante de inibidores da glicoproteína-P.<br>Usar dose de 30 mg 1 x/dia. | Ingestão com ou sem alimentos. |
| Dabigatrana | DOAC | 110-150 mg<br>2 x/dia | Se *clearance* de creatinina 30-49 mL/min, usar 110 mg 2 x/dia. | Atenção à posologia. |

DOAC: anticoagulante direto oral; INR: International Normalized Ratio.
Fonte: Steffel et al. (2021).[7]

Atenção para a realização de manobras contravagais: evitar a realização de compressão carotídea em pacientes idosos, pelo aumento de risco de placas ateromatosas na artéria carótida e risco de acidente vascular cerebral isquêmico.

### Taquicardias ventriculares

Pacientes com antecedente de infarto do miocárdio prévio, miocardite ou hipertrofia ventricular importante podem evoluir com fibrose e aumentar a chance de arritmias ventriculares, principalmente por atividade deflagrada.[4] A droga mais utilizada nesses casos é a amiodarona.

A abordagem na emergência inclui a detecção do padrão de taquicardia ventricular no eletrocardiograma, e é fundamental determinar sinais de instabilidade, para a conduta de cardioversão química ou elétrica.

Os pacientes devem ser acompanhados ambulatorialmente com periodicidade, e investigados com ressonância cardíaca com pesquisa de fibrose e monitorizados com Holter 24 horas. Em alguns casos, refratários ao tratamento clínico, é indicada a ablação.[4]

## Bradiarritmias

Neste tópico, as principais bradiarritmias são a bradicardia sinusal e os bloqueios atrioventriculares.

Revisando de maneira prática:[8]

- A bradicardia sinusal apresenta onda P, com relação P/QRS 1:1 (ou seja, 1 onda P para cada QRS), e o intervalo R-R é regular.

- Os bloqueios atrioventriculares (BAV) são divididos em: BAV 1º grau, BAV 2º grau Mobitz I, BAV 2º grau Mobitz II e BAV total.
- BAV 1º grau: aumento do intervalo PR, mas mantém a relação P/QRS 1:1, com intervalo PR fixo.
- BAV 2º grau Mobitz I: aumento progressivo do intervalo PR, até que aconte-ce uma onda P bloqueada. Há um padrão nesse aumento do intervalo PR.
- BAV 2º grau Mobitz II: o intervalo PR é fixo, e ocorrem ondas P bloqueadas subitamente. É possível definir uma relação entre as ondas P seguidas de complexo QRS, e as ondas P bloqueadas (2:1, 3:1).
- BAV total: não há relação entre onda P e complexo QRS. Nesse caso, a contração atrial ocorre de maneira independente da contração ventricular, e é comum encontrar ritmo de escape ventricular com baixas frequências.

O BAV 1º grau e BAV 2º grau Mobitz I em geral são associados a condições benignas, mais comuns de serem encontrados na prática clínica, e requerem apenas acompanhamento com eletrocardiograma periódico, Holter 24 horas em alguns casos e anamnese detalhada com alerta para novos sintomas.

Porém, no BAV 2º grau e BAV total, os pacientes devem ser encaminhados para a unidade de emergência, se detecção ambulatorial, pelo risco de morte súbita (Figura 5).

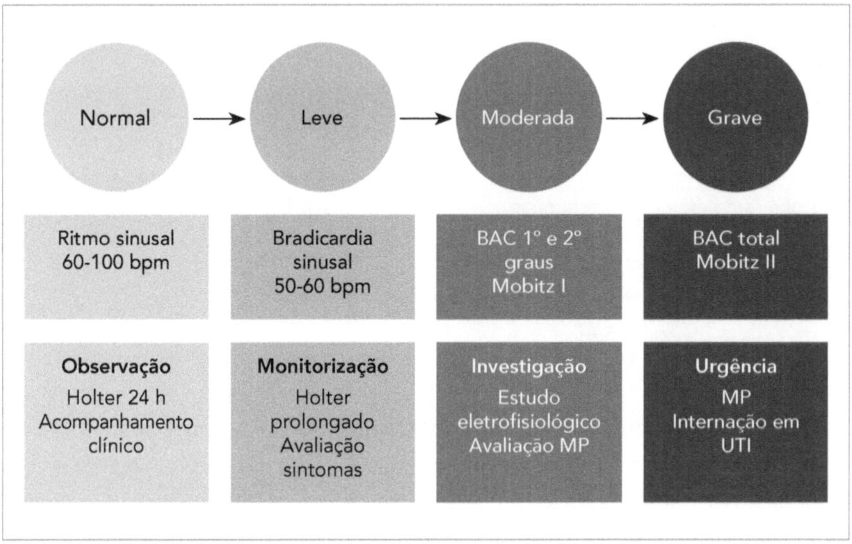


FIGURA 5 Espectro das bradiarritmias em idosos.
BAV: bloqueio atrioventricular; MP: marca-passo; UTI: unidade de terapia intensiva.

O quadro clínico pode ser desde tontura, fadiga até síncope. Na síncope, é fundamental diferenciar síncope neuromediada de síncope cardíaca (Quadro 7).

QUADRO 7 Síncope neuromediada e cardíaca: como diferenciar

| História | Síncope neuromediada | Síncope cardíaca |
|---|---|---|
| Pródromos | Tontura, calor, náusea, sudorese | Nenhum, desconforto torácico, dor, palpitações |
| Número de episódios | Múltiplos | Poucos ou nenhum |
| Situações | Emoções, posição ortostática, após exercício, calor | ▪ Durante exercício.<br>▪ Postura indiferente. |
| Após perda de consciência | Frequentemente cansaço, sudorese, palidez | Geralmente nada |
| Lesão/trauma | Rara | Frequente |
| Cardiopatia associada | Rara | Frequente |
| História de morte súbita familiar | Ausente | Presente |

É importante ressaltar o uso de escores na emergência para determinar o risco de morte súbita nesses pacientes com síncope como manifestação de entrada. O escore de risco OESIL[9] traz preditores de risco chave para determinar a necessidade de internação em pacientes com síncope na unidade de emergência (Tabela 1).

TABELA 1 Preditores de risco do escore de OESIL para determinar risco de morte súbita em pacientes com síncope na emergência e necessidade de internação para investigação

| Preditores de risco | Pontuação |
|---|---|
| Idade > 65 anos | 1 |
| História de cardiopatia preexistente | 1 |
| Síncope sem sintomas premonitórios | 1 |
| Eletrocardiograma anormal | 1 |

Interpretação:
- 0-1 ponto: mortalidade baixa em 1 ano (0,6%) - investigação ambulatorial.
- 2-4 pontos: alto risco de morte súbita em 1 ano (14-53%) - investigação hospitalar.

Fonte: Steffel et al. (2021).[7]

Em pacientes com até 1 ponto, a mortalidade é baixa (em 1 ano, 0,6%), e a investigação pode ser realizada de maneira ambulatorial. Porém, pacientes com pontuação de 2 a 4 devem ser investigados em regime de internação, pelo elevado risco de morte súbita (em 1 ano, 14 a 53%).[10]

Nos pacientes com quadro de bradicardia e bloqueios atrioventriculares, é fundamental a anamnese com pesquisa de drogas cronotrópicas negativas. Se presentes, devem ser suspensas, e o paciente deve ser mantido em monitorização para se observar se ocorrerá reversão para ritmo sinusal. Nos casos persistentes ou sem associação de droga, pode-se indicar estudo eletrofisiológico com estudo dos intervalos, para determinar se há doença da via de condução.

Para casos com doença da via de condução, a indicação é de implante de marca-passo definitivo. Até o procedimento, o paciente deve ser mantido em unidade de terapia intensiva e monitorizado. Em casos em que a frequência ventricular é muito baixa, está indicada a passagem de marca-passo transvenoso, que deve ser mantido até o procedimento do implante do marca-passo definitivo (Figura 6).

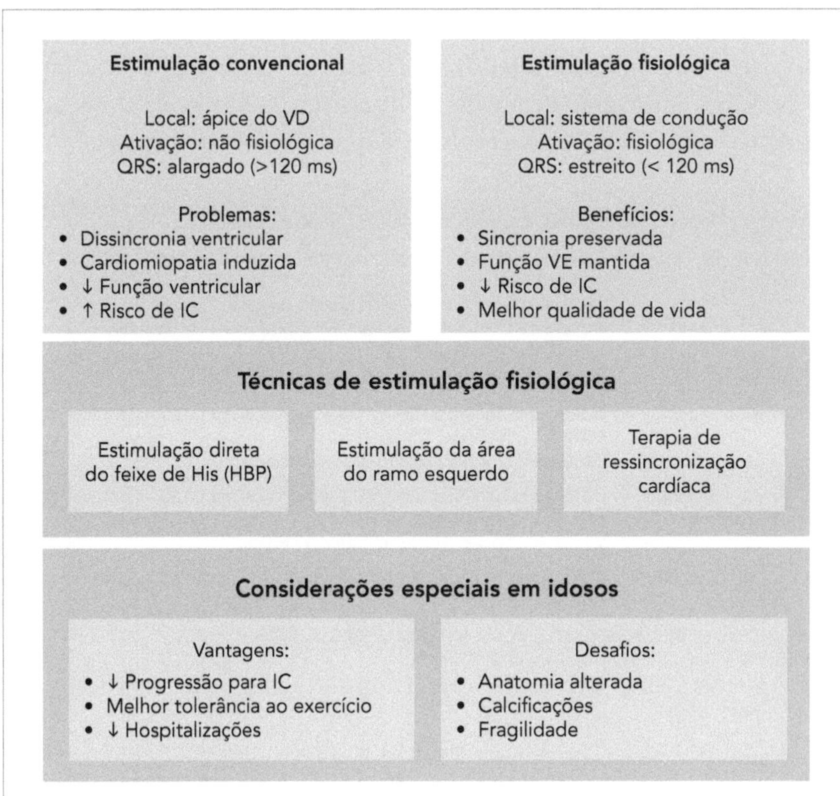


FIGURA 6 Estimulação fisiológica *versus* convencional em idosos.
Fonte: adaptado de Chung et al. (2023).[11]

## PERSPECTIVAS

Atualmente, há diversas possibilidades de monitorização para detecção precoce de fibrilação atrial. Incluem desde a palpação de pulso durante o exame físico até dispositivos digitais portáteis (Figura 7 e Quadros 8 e 9). A monitorização remota de arritmias com dispositivos vestíveis permite a detecção precoce de fibrilação atrial com *smartwatches* e dispositivos portáteis, além de consultas virtuais especializadas em cardiologia geriátrica.

De acordo com o último *guideline* prático[9] sobre dispositivos digitais, há dispositivos com técnica baseada em pletismografia e técnica baseada em eletrocardiograma. Estes últimos têm maior acurácia, e, se detectada fibrilação atrial, seu traçado pode ser diagnóstico. Sobre a fragilidade, vale ressaltar: sua avaliação sistemática antes de procedimentos invasivos, escalas validadas para a população cardiopata (Clinical Frailty Scale, FRAIL) e seu impacto.

Ainda há gargalos nos estudos já realizados sobre os benefícios da detecção precoce da fibrilação atrial. Estudos em andamento, como o SAFER, com pacientes acima de 70 anos e com fatores de risco para fibrilação atrial, talvez mostrem benefícios mais claros na detecção precoce da fibrilação atrial.

QUADRO 8 Tecnologias digitais na detecção de arritmias em idosos

| | |
|---|---|
| Dispositivos de monitorização | Apple Watch® (ECG); *smartwatches* com PPG; pulseiras *fitness*; *patches* adesivos<br>Vantagem: uso contínuo, detecção precoce<br>Apps de ECG; câmera + *flash* (PPG); registro de sintomas; lembretes de medicação<br>Vantagens: acessíveis e fácil compartilhamento |
| Telemedicina | Holter implantável; MP remotos; balança inteligente; monitor de pressão arterial<br>Vantagens: monitorização 24/7, alertas |
| Inteligência artificial/ *machine learning* | Detecção automática de FA; predição de eventos; análise de padrões; suporte à decisão<br>Vantagens: precisão diagnóstica, predição |
| Fluxo de informações | Dispositivo → nuvem → algoritmos/IA → médico/paciente → tratamento |

FA: fibrilação atrial; IA: inteligência artificial; MP: marca-passo; PPG: fotopletismografia.
Fonte: Rienstra et al. (2024)[13]; Svennberg et al. (2022)[14]

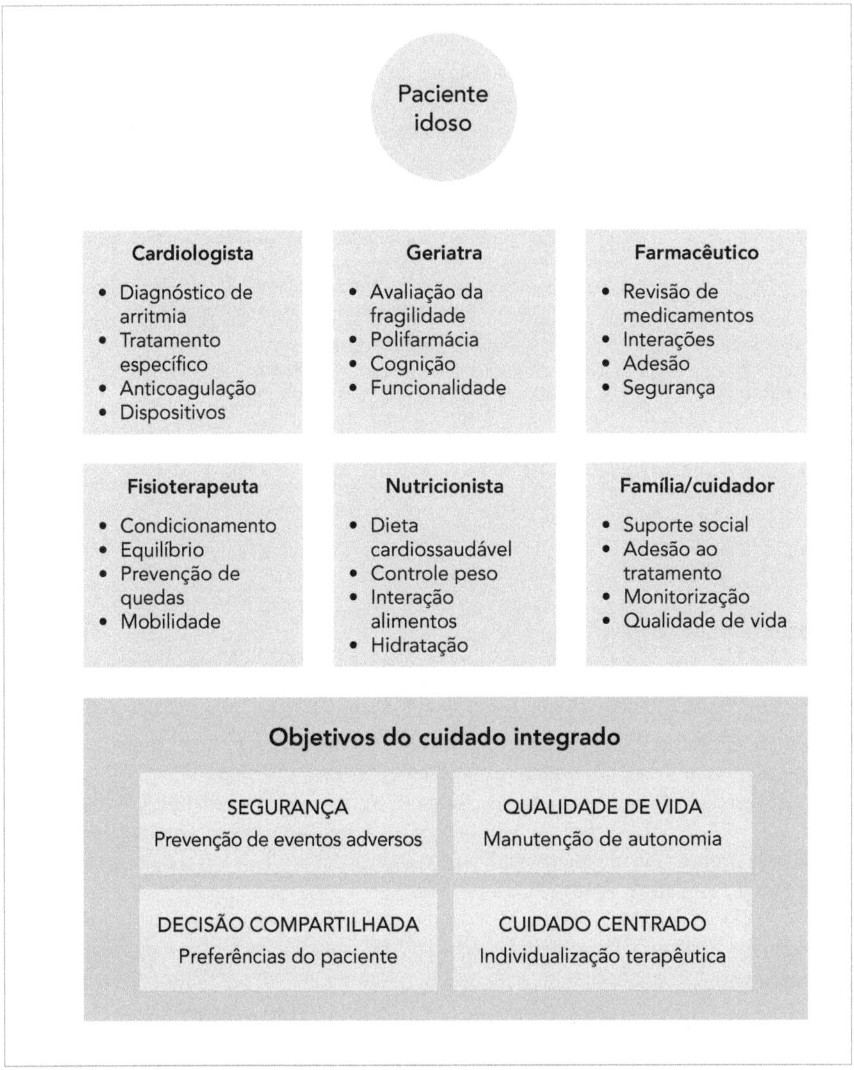


FIGURA 7 Abordagem multidisciplinar do idoso com arritmia.
Fonte: adaptado de Van Deutekom et al. (2024).[3] e Ko et al. (2025).[12]

QUADRO 9 Medicina de precisão em arritmias geriátricas

| | |
|---|---|
| Genética | Farmacogenômica; polimorfismos CYP2D6; resposta à varfarina; metabolismo de DOACs |
| Fragilidade | Índice de fragilidade; capacidade funcional; comorbidades; expectativa de vida |
| Cognição | Função cognitiva; adesão terapêutica; capacidade decisória; suporte familiar |
| Algoritmo de decisão assistida por IA | Dados de entrada: idade, comorbidades, fragilidade, cognição, genética, função renal, preferências do paciente<br>Processamento IA: *machine learning*, análise preditiva, modelos de risco, simulação de cenários<br>Recomendações: tipo de anticoagulante, dose personalizada, frequência de monitoramento, análise risco-benefício |
| Benefícios da abordagem personalizada | Eficácia ↑ – tratamento otimizado<br>Eventos adversos ↓ – menor toxicidade<br>Custo-efetividade ↑ – recursos otimizados<br>Qualidade de vida ↑ – cuidado centrado |

DOACs: anticoagulantes diretos orais; IA: inteligência artificial.
Fonte: Steffel et al. (2021)[7]; Ko et al. (2025)[12]

## Referências bibliográficas

1. Instituto Brasileiro de Geografia e Estatística (IBGE). Censo Demográfico 2022: resultados. Rio de Janeiro: IBGE; 2023. Disponível em: https://www.ibge.gov.br/censo/.
2. Curtis AB, Karki R, Hattoum A, Sharma UC. Arrhytmias in patients ≥ 80 years of age. Journal fo the American College of Cardiology. 2018;71(18):2041-57.
3. van Deutekom C, van de Lande ME, Rama R, Nguyen BO, Tieleman RG, Weberndörfer V, et al.; RACE V Investigators. Multimorbidity Is associated with symptom severity and disease progression in patients with paroxysmal atrial fibrillation – data from the RACE V Study. J Am Heart Assoc. 2025;14:e034514.
4. Hindricks G, Potpara T, Dagres N, Arbelo E, Bax JJ, Blomström-Lundqvist C, Boriani G, et al.; ESC Scientific Document Group. 2020 ESC Guidelines for the diagnosis and management of atrial fibrillation developed in collaboration with the European Association for Cardio-Thoracic Surgery (EACTS): The Task Force for the diagnosis and management of atrial fibrillation of the European Society of Cardiology (ESC) Developed with the special contribution of the European Heart Rhythm Association (EHRA) of the ESC. Eur Heart J. 2021;42(5):373-498.
5. Van Gelder IC, Kotecha D, Rienstra M, Bunting KV, Casado-Arroyo R, Caso V, et al.; ESC Scientific Document Group. 2024 ESC Guidelines for the management of atrial fibrillation developed in collaboration with the European Association for Cardio-Thoracic Surgery (EACTS). Eur Heart J. 2024;45(36):3314-414.
6. Camm J, Naccarelli GV, Mittal S, Crijns HJGM, Hohnloser, SH Ma CS, et al. The increasing role of rhythm controle in pacients with atrial fibrillation: JACC state-oh-the-art review. J AM Coll Cardiol. 2022 May;79(19):1932-48.

7. Steffel J, Collins R, Antz M, Cornu P, Desteghe L, Haeusler KG, et al. 2021 European Heart Rhythm Association practical guide on the use of non-vitamin k antagonist oral anticoagulants in patients with atrial fibrillation. EP Europace. 2021;23(10):1612-76.
8. Pastore CA, Pinho JA, Pinho C, Samesima N, Pereira Filho HG, Kruse JC, et al. III Diretrizes da sociedade brasileira de cardiologia sobre análise e emissão de laudos eletrocardiográficos. Arq Bras Cardiol. 2016;106(4 Suppl 1):1-23.
9. Colivicchi F, Ammirati F, Melina D, Guido V, Imperoli G, Santini M. Development and prospective validation os a risk stratification system for patients with syncope in the emergency department: the OESIL risk score. European Heart Journal. 2003;24:811-9.
10. Shen WK, Sheldon RS, Benditt DG, Cohen MI, Forman DE, Goldberger ZE, et al. 2017 ACC/AHA/HRS guideline for the evaluation and management of patients with syncope: a report of the American College of Cardiology/American Heart Association Task Force on Clinical Practice Guidelines and the Heart Rhythm Society. Heart Rhythm. 2017;(17).
11. Chung MK, Patton KK, Lau CP, Dal Forno ARJ, Al-Khatib SM, Arora V, et al. 2023 HRS/APHRS/LAHRS guideline on cardiac physiologic pacing for the avoidance and mitigation of heart failure. J Arrhythm. 2023;39(5):681-756.
12. Ko D, Chung MK, Evans PT, Benjamin EJ, Helm RH. Atrial fibrillation: a review. JAMA. 2025 Jan 28; [Epub ahead of print].
13. Rienstra M, Tzeis S, Bunting KV, Caso V, Crijns HJGM, De Potter TJR, et al. Spotlight on the 2024 ESC/EACTS management of atrial fibrillation guidelines: 10 novel key aspects. EP Europace. 2024;26(12):euae298.
14. Svennberg E, Tjong F, Goette A, Akoum N, Di Biaise L, Bordachar P, et al. How to use digital devices to detect and manage arrhytmias: an EHRA practical guide. Europace. 2022;(00):1-27.

# 11

# Oclusão arterial aguda

Helena Teixeira Araújo da Silva
Raphael do Prado Soares

## INTRODUÇÃO

A oclusão arterial aguda (OAA) é uma emergência vascular comum na população geriátrica. É definida como a súbita redução no fluxo sanguíneo arterial, o que causa risco à viabilidade do membro acometido, por um tempo menor que 2 semanas. Caracteriza-se por dor, palidez, paresia, parestesia, ausência de pulsos e poiquilotermia no membro acometido. Sua apresentação variará de acordo com o tempo de oclusão e o local de instalação.

Essa emergência vascular pode ser desencadeada pela presença de um êmbolo ou de um trombo. Por muitos anos, houve maior incidência na etiologia embólica; no entanto, com o envelhecimento populacional, tem-se observado aumento da incidência de doença aterosclerótica, implicando maiores taxas da etiologia trombótica.

Na população geriátrica, a OAA causa grande impacto na morbimortalidade, na qualidade de vida e na funcionalidade, estando associada a altas taxas de amputação de membros ou morte. Além disso, muitos desses pacientes apresentam múltiplas comorbidades, o que torna complexa a condução desses casos.

Por isso, o conhecimento sobre o correto manejo desses pacientes, tanto clínico quanto cirúrgico, além da atuação na prevenção e promoção de saúde (p. ex., redução de risco cardiovascular), é essencial para o controle sintomático e a diminuição do risco de complicações além da manutenção da qualidade de vida dos idosos.

## EPIDEMIOLOGIA

A doença arterial periférica apresenta alta incidência no mundo, cerca de 1,5 caso por 10 mil pessoas por ano. É uma das doenças cardiovasculares mais comuns, afetando 8,5 milhões de americanos acima dos 40 anos. Estima-se que mais de 202 milhões de pessoas no mundo são afetadas por essa doença.

Na Europa, casos de oclusão arterial aguda são responsáveis por 12 a 15% das mortes, e algumas pesquisas sugerem incidência mundial de 140 milhões de casos por ano. Nos idosos, principalmente os portadores de alto risco cardiovascular e múltiplas comorbidades, as taxas de mortalidade são altas: 37% em 1 ano, 49% em 2 anos, chegando a 85% em 4 anos.

## ETIOLOGIA

O conhecimento da etiologia direciona a indicação do melhor tratamento. As principais causas (Quadro 1) são embolia (70%) e trombose (30%), porém, nas últimas décadas, tem se observado uma redução na diferença dessas taxas. De um lado, houve redução no número de casos de etiologia embólica, em razão dos avanços no tratamento de doenças valvares e do melhor manejo das arritmias cardíacas, por exemplo, a fibrilação atrial, que é a arritmia mais frequente na população geriátrica.

Em contrapartida, em decorrência do envelhecimento populacional, evidencia-se um aumento nos casos de complicações da doença aterosclerótica. A OAA decorrente da doença arterial obstrutiva periférica (DAOP) caracteriza-se por ser o estágio final das manifestações sistêmicas da doença aterosclerótica, que está na gênese de diversas outras doenças cardiovasculares, como acidente vascular cerebral (AVC) e infarto agudo do miocárdio (IAM), doenças com as quais partilha dos mesmos fatores de risco cardiovascular, por exemplo, dislipidemia, obesidade, hipertensão arterial sistêmica, tabagismo, *diabetes mellitus* (DM) e sedentarismo.

Outras causas trombóticas não relacionadas a doença aterosclerótica podem ser traumas, tromboangeíte obliterante; trombose aguda de aneurismas; síndrome do aprisionamento da poplítea, trombofilias (síndrome do anticorpo-antifosfolípide, deficiência de antitrombina III, deficiência de proteínas C e S, elevação de fator VIII, hiper-homocisteinemia), policitemia vera, degeneração cística da adventícia, arteriodisplasias ou compressão extrínseca.

QUADRO 1 Principais etiologias de oclusão arterial aguda

| |
|---|
| ▪ Embolismo |
| ▪ Doença aterosclerótica |
| ▪ Arterioembolismo |
| ▪ Trauma |
| ▪ Compressão extrínseca |
| ▪ Tromboangeíte obliterante |
| ▪ Trombose aguda de aneurisma |
| ▪ Trombofilias |
| ▪ Síndrome do aprisionamento da artéria poplítea |
| ▪ Policitemia vera |
| ▪ Arteriodisplasia |
| ▪ Degeneração cística da adventícia |

## MANIFESTAÇÕES CLÍNICAS E CLASSIFICAÇÃO

O reconhecimento de uma oclusão arterial aguda como a etiologia de um membro isquêmico, frio e doloroso é crucial para um tratamento adequado. Uma abordagem emergencial é necessária em virtude do tempo em que o músculo esquelético tolera a isquemia, o que geralmente equivale a 4 a 6 horas.

No exame físico, os achados podem ser classicamente denominados "6 Ps" (palidez, pulsos ausentes, poiquilotermia, parestesia, paralisia e *pain* – do inglês, dor). Entretanto, raramente todos os sinais são encontrados concomitantemente, e tanto os sinais quanto a probabilidade de encontrá-los dependem do mecanismo da isquemia e da presença de circulação colateral do membro. O exame clínico deve incluir também o exame de todos os outros pulsos periféricos e pesquisas de sinais de isquemia visceral, como dor abdominal. Pacientes com déficits neurológicos ou trombose venosa profunda podem também apresentar sinais clínicos parecidos com a OAA.

A duração dos sintomas, intensidade da dor e déficits motores e de sensibilidade são importantes para determinar a viabilidade do membro. A avaliação à beira do leito deve incluir o cálculo do índice tornozelo-braquial (ITB). O ITB é preditor de desfecho, e seu valor < 0,7 é considerado crítico.

Com base no exame clínico e em achados do Doppler arteriovenoso, podemos classificar um membro com suspeita de isquemia em três categorias principais, de acordo com Rutherford (Quadro 2).

QUADRO 2 Classificação de Rutherford para oclusão arterial aguda

| Categoria I |
|---|
| Membro viável e sem ameaça imediata. |
| **Categoria IIa** |
| Membro moderadamente ameaçado e recuperável se prontamente tratado. Ausência de déficit motor e déficit sensitivo ausente ou mínimo. |
| **Categoria IIb** |
| Membro com ameaça imediata com necessidade de tratamento emergencial. Presença de déficit sensitivo e motor. |
| **Categoria III** |
| Membro com dano irreversível. |

## AVALIAÇÃO DIAGNÓSTICA

Durante a avaliação do paciente, além de tentar identificar uma possível história de doença arterial periférica, a anamnese deve incluir evidências de outras possíveis condições que levaram à oclusão arterial aguda por meio de mecanismos trombóticos ou embólicos.

Geralmente um início súbito de sintomas de oclusão arterial aguda é típico de embolismo arterial, enquanto eventos trombóticos costumam se apresentar como agravação gradual dos sintomas, uma vez que pacientes com doença arterial periférica costumam apresentar circulação colateral. A história clínica deve identificar infarto miocárdio pregresso, sintomas e sinais de disfunção ventricular caracterizando insuficiência cardíaca, ou possivelmente endocardite. Além disso, deve-se considerar a possibilidade de trombose venosa profunda (TVP) com embolia arterial paradoxal (por forame oval patente) e história familiar de estado de hipercoagulabilidade.

É importante ressaltar que o tratamento da oclusão arterial aguda não deve ser retardado para investigação da etiologia subjacente da isquemia do membro, uma vez que o atraso na revascularização é o maior determinante do desfecho. O cirurgião vascular deve ser sempre consultado diante da suspeita diagnóstica.

Caso não haja história de doença arterial periférica, a investigação de etiologia cardíaca é indicada. Essa avaliação inclui eletrocardiograma ou Holter e ecocardiograma para pesquisar sinais de tromboembolismo como vegetações, trombos cavitários ou *shunt* intracardíaco.

Na avaliação inicial, devem-se solicitar exames laboratoriais incluindo hemograma, coagulograma, creatinofosfoquinase, função renal, eletrólitos, transaminases, gasometria venosa e lactato. Demais exames podem ser acrescentados conforme a necessidade do paciente.

## Exames complementares

O tempo para obter uma imagem deve ser ponderado em relação à urgência de revascularização, principalmente se um método não invasivo for escolhido.

### Ultrassonografia Doppler

A lesão pode ser localizada pela ultrassonografia (US) com Doppler. O grau da estenose é estimado pela análise da forma da onda do Doppler e a velocidade de pico sistólico. Nesse método pode haver dificuldade na análise das artérias ilíacas pela possível interferência gasosa e pela presença de panículo adiposo em obesos. Dados relativos à sua acurácia no contexto agudo ainda são escassos, e é um método cuja precisão depende da habilidade do operador. Desse modo, não deve ser utilizado sozinho para descartar uma oclusão arterial.

### Arteriografia

É considerada padrão ouro no diagnóstico, capaz de fornecer uma visualização da anatomia arterial, localizar a lesão e distinguir entre uma etiologia trombótica ou embólica. Fornece informações importantes para a decisão terapêutica e permite o tratamento durante a realização do exame. Entre suas desvantagens está o fato de ser um procedimento invasivo com uso de radiação e contraste iodado. Em pacientes portadores de alteração de função renal, existe a possibilidade de substituir o contraste convencional por $CO_2$.

### Angiotomografia computadorizada

A angiotomografia computadorizada (angio-TC) fornece imagens com alta resolução de maneira não invasiva e produz resultados acurados, segundo metanálises. Uma vantagem da angio-TC é a avaliação da aorta torácica e abdominal para complementar pesquisa de possível fonte embólica. Outra vantagem é obter um mapa vascular capaz de guiar a conduta. Achados extravasculares também podem ser encontrados e podem estar relacionados à etiologia do evento. Como desvantagem, uma possível complicação é a nefropatia por contraste.

### Angiorressonância magnética

A angiorressonância magnética (angio-RM) também é capaz de fornecer imagens com alta resolução e possui vantagens semelhantes às da angio-TC. Entretanto, a angio-RM possui aplicação limitada quando há presença de marca-passo, implantes metálicos ou ainda claustrofobia. Além disso, é limitada pelo tempo necessário para obter as imagens e pela disponibilidade nos serviços de saúde. Ademais, o contraste de gadolínio não pode ser usado quando houver doença renal grave.

## TRATAMENTO

Na ausência de contraindicações, anticoagulação deve ser administrada em todos os pacientes com suspeita de oclusão arterial aguda. Geralmente se deve iniciar terapia com heparina não fracionada (HNF) na dose de ataque 5.000 UI ou 70-100 UI/kg seguido de infusão contínua com dose ajustada pela resposta do paciente e pelo monitoramento do tempo de tromboplastina parcialmente ativado (TTPA).

A anticoagulação pode interromper a propagação do trombo e prover um efeito anti-inflamatório que reduz a isquemia. Em caso de trombocitopenia induzida por heparina, deve-se preferir inibidor direto da trombina.

Além disso, é importante fornecer analgesia, normalmente com necessidade da utilização de opioides, e manter o membro afetado aquecido.

### Revascularização

A revascularização pode ser realizada por meio de abordagem endovascular ou cirúrgica. A decisão da estratégia dependerá de recursos locais, da experiência da equipe cirúrgica e de fatores específicos relacionados ao paciente.

No caso de membros moderadamente ameaçados ou de ameaça imediata (categorias IIa e IIb), a revascularização deve ser realizada em caráter emergencial (dentro de 6 horas). No caso de membros viáveis (categoria I), deve ser realizada dentro de 6 a 24 horas.

Darwood et al. compararam, em revisão realizada pela Cochrane em 2018, os desfechos entre abordagens iniciais endovasculares ou cirúrgicas e não encontraram diferenças significativas nas taxas de preservação do membro, amputação ou morte em 30 dias, 6 meses ou 1 ano. A qualidade da evidência para os desfechos foi classificada como baixa, baixa e moderada, respectivamente, pela falta de cegamento e heterogeneidade dos estudos avaliados na metanálise. Entretanto, complicações como hemorragia e embolização distal foram mais comuns no grupo da intervenção percutânea, também com qualidade de evidência classificada como baixa.

Em contrapartida, em comparação a pacientes submetidos à revascularização cirúrgica, Kolte et al. observaram, em uma metanálise publicada na *Circulation* em 2020, redução de mortalidade intra-hospitalar, menores taxas de alta para casas de repouso, menor tempo de internação e maiores gastos intra-hospitalares para abordagem endovascular, todavia com aumento de complicações vasculares no grupo intervencionista. Não observaram diferenças entre as taxas de amputação.

## Trombólise guiada por cateter

A trombólise guiada por cateter é um procedimento efetivo para pacientes com oclusão arterial aguda e membro viável. Seu benefício em relação a cirurgia está associado ao menor risco perioperatório relativo a múltiplas comorbidades que esses pacientes geralmente apresentam. A trombectomia mecânica percutânea e a aspiração do trombo podem ser úteis como terapias adjuntas à trombólise.

Em contrapartida, pelo risco de sangramento, a trombólise é contraindicada em pacientes com sangramento ativo, acidente vascular encefálico nos últimos 2 meses ou procedimento neurocirúrgico nos últimos 3 meses. Outras contraindicações à trombólise estão listadas no Quadro 3.

QUADRO 3 Contraindicações ao tratamento trombolítico

| Absolutas |
|---|
| Evento cerebrovascular (incluindo ataque isquêmico transitório) nos últimos 2 meses. |
| Sangramento ativo. |
| Sangramento gastrointestinal nos últimos 10 dias. |
| Neurocirurgia (intracraniana, medula espinal) nos últimos 3 meses. |
| Trauma cranioencefálico nos últimos 3 meses. |
| **Maiores relativas** |
| Ressuscitação cardiopulmonar nos últimos 10 dias. |
| Cirurgia maior não vascular ou trauma nos últimos 10 dias. |
| Hipertensão arterial não controlada: > 180 mmHg de sistólica ou > 110 mmHg de diastólica. |
| Punção de veia não compressível. |
| Tumor intracraniano. |
| Cirurgia oftalmológica recente. |

(continua)

QUADRO 3 Contraindicações ao tratamento trombolítico *(continuação)*

| Menores relativas |
|---|
| Insuficiência hepática, principalmente se com coagulopatia. |
| Endocardite bacteriana. |
| Gravidez. |
| Retinopatia diabética hemorrágica. |

Nos últimos anos, sua indicação para pacientes com isquemia classe I, isto é, membro viável e não imediatamente ameaçado, vem sendo questionada. Apesar de altas taxas de recanalização, que chegam a 80%, uma metanálise publicada em 2023 evidenciou taxas de mortalidade e amputação ainda preocupantes, ainda que esses pacientes tenham importantes comorbidades associadas. Além disso, algumas pequenas séries de casos citados demonstram pacientes com classe I tratados apenas com anticoagulação, sem necessidade de abordagem. Apesar de poucos participantes, esses estudos demonstram que o tratamento conservador pode vir a ser uma opção, necessitando de mais estudos para provar a validade dessa hipótese.

### Tromboembolectomia cirúrgica

Pacientes com embolia arterial e pulso ipsilateral ao membro isquêmico ausente podem ser tratados com a exposição da artéria do membro afetado e tromboembolectomia guiada por cateter. Esses pacientes beneficiam-se de fibrinolíticos intraoperatórios em adjuvância ao procedimento. Nos casos em que a tromboembolectomia não restaura o fluxo, o *bypass* cirúrgico pode ser realizado. Após o procedimento, recomenda-se angiografia de conclusão para documentar a revascularização e a presença de trombo residual.

### *Bypass* cirúrgico

O *bypass* cirúrgico pode ser o tratamento primário ou vir a ser utilizado caso a recanalização intravascular não seja alcançada. Geralmente, é indicado nos casos de isquemia crônica agudizada. Pode ser utilizado enxerto venoso para o procedimento, mas um enxerto prostético pode ser considerado em paciente com isquemia grave (categoria IIb), no qual revascularização emergencial é necessária.

### Tratamento híbrido

Após uma tromboembolectomia incompleta, técnicas endovasculares como trombólise intra-arterial ou aspiração do trombo/trombectomia mecânica podem ser utilizadas para remoção do trombo restante. Quando a angiografia de conclusão do procedimento revelar estenose crônica, angioplastia com balão ou colocação de *stent* pode ser feita. Após um procedimento endovascular, cirurgia aberta como tromboembolectomia ou fasciotomia também podem ser realizadas para complementação. Com a terapia híbrida, a patência primária foi relatada em 87,1% em 5 anos, comparado com 66,3% com a tromboembolectomia isolada, e a ausência de necessidade de reintervenção foi 89% comparado com 74%, respectivamente.

### Amputação

A amputação deve ser o primeiro procedimento em pacientes com membros não viáveis (categoria III). Os riscos associados à reconstrução superam o potencial benefício em um membro sem sensibilidade ou movimentação em razão da isquemia prolongada. Além disso, em pacientes nesse cenário a reperfusão pode levar a circulação de metabólitos isquêmicos que acarretar a falência de múltiplos órgãos e colapso cardiovascular. Entretanto, se a dor for controlada e não houver evidência de infecção, a amputação pode ser postergada até compensação clínica.

## COMPLICAÇÕES

### Síndrome compartimental

A reperfusão em músculos isquêmicos pode levar a edema celular e, consequentemente, a aumento da pressão compartimental. Caso a pressão compartimental seja > 30 mmHg, há compressão dos capilares arteriais e venosos, o que leva a má perfusão do músculo. A fasciotomia é indicada quando ocorre o desenvolvimento de dor, tensão muscular ou lesão nervosa, consequências do aumento da pressão compartimental. O risco de sua ocorrência é maior nos pacientes com ausência de circulação colateral e nos pacientes com isquemia prolongada antes da revascularização. Além disso, a fasciotomia deve ser considerada para pacientes da categoria IIb com tempo de revascularização > 4 horas.

## Rabdomiólise

Pacientes com OAA prolongada (normalmente > 6 horas) apresentam risco de lesão renal aguda (LRA) pela necrose tubular secundária à recirculação de mioglobina do músculo lesado. Oliguria e urina avermelhada ou rosada devem levar a suspeição dessa complicação, que deve ter o tratamento de suporte prontamente instituído, consistindo em hidratação venosa e alcalinização da urina.

## Nefropatia por contraste

A Sociedade Europeia de Radiologia Urogenital define nefropatia induzida por contraste como elevação na creatinina sérica ≥ 0,3 mg/dL ou 50% do basal ocorrendo em 3 dias após injeção do contraste. Trata-se de complicação comum, podendo ocorrer em até 10% das intervenções vasculares periféricas. Sua ocorrência está associada a aumento da mortalidade comparado com pacientes que não apresentam piora da função renal.

Entre os fatores de risco para o desenvolvimento de LRA estão histórico pessoal de hipertensão arterial sistêmica, *diabetes mellitus*, doença renal crônica e doença arterial coronariana ou insuficiência cardíaca prévia. Além disso, a ocorrência de LRA foi mais provável em procedimentos em pacientes com OAA em comparação com um procedimento eletivo.

Como estratégias para redução do risco, é recomendada a descontinuação de substâncias nefrotóxicas nas 24 horas anteriores e hidratação venosa com soro fisiológico 0,9% 6 horas antes e após o procedimento.

# ACOMPANHAMENTO

O acompanhamento deve incluir definição da etiologia para instituição de tratamento adequado com objetivo de reduzir recorrência, reduzir risco cardiovascular e otimizar *status* funcional do paciente. Os pacientes devem ser orientados a cessar o tabagismo e, quando houver indicação, encaminhados para a revascularização.

Nos pacientes com etiologia embólica secundária a fibrilação atrial ou trombo intracardíaco, a anticoagulação a longo prazo é recomendada. Nos pacientes em que a etiologia consiste em uma trombose nativa arterial, trombose de aneurisma poplíteo ou falha prévia na revascularização, terapia antiplaquetária ou anticoagulação associadas a estatina são recomendados, com objetivo de reduzir eventos cardiovasculares após a revascularização.

Em uma subanálise do estudo *Compass* que incluiu 6.391 pacientes com doença arterial periférica nos membros inferiores, os pacientes que evoluíram para OAA e tiveram necessidade de abordagem de urgência ou emergência apresentaram incidência de 61,7% para hospitalização, 22,9% de amputação e 8,7% de morte em 1 ano. Nesse estudo, o uso de rivaroxabana 2,5 mg 2 vezes ao dia em combinação com aspirina 100 mg ao dia demonstrou benefício nos pacientes com doença arterial periférica estável, e um pequeno subgrupo com OAA teve marcada redução em taxas de amputação e mortalidade.

Outro estudo relevante foi o *Voyager Pad*, que também evidenciou redução de isquemia periférica e eventos cardiovasculares em pacientes com DAOP que foram submetidos à revascularização com o uso da combinação de rivaroxabana e aspirina. Uma análise secundária do estudo avaliou a segurança e eficácia desse esquema em pacientes idosos acima de 75 anos, com achado de benefício na redução de isquemia periférica aguda, ainda maior do que nos pacientes menores de 75 anos, e, apesar de maior número absoluto de sangramentos, não aumentou o risco de sangramentos intracranianos ou fatais em comparação com o placebo.

## Bibliografia


1. Acar RD, Sahin M, Kirma C. One of the most urgent vascular circumstances: acute limb ischemia. SAGE Open Med. 2013;1:205031211351611.
2. Anand SS, Caron F, Eikelboom JW, Bosch J, Dyal L, Aboyans V, et al. Major adverse limb events and mortality in patients with peripheral artery disease. J Am Coll Cardiol. 2018;71:2306-15.
3. Björck M, Earnshaw JJ, Acosta S, Bastos Gonçalves F, Cochennec F, Debus ES, et al. Editor's Choice – European Society for Vascular Surgery (ESVS) 2020 clinical practice guidelines on the management of acute limb ischaemia. Eur J Vasc Endovasc Surg. 2020;59:173-218.
4. Blecha MJ. Critical limb ischemia. Surgical Clinics of North America. 2013;93:789-812.
5. Burihan MC, Campos Júnior W, editors. Consenso e atualização no tratamento da doença arterial obstrutiva periférica. Rio de Janeiro: Guanabara-Koogan; 2019.
6. Creager MA, Kaufman JA, Conte MS. Acute limb ischemia. N Engl J Med. 2012;366:2198-206.
7. Darwood R, Berridge DC, Kessel DO, Robertson I, Forster R. Surgery versus thrombolysis for initial management of acute limb ischaemia. Cochrane Database Syst Rev. 2018;2018.

8. de Donato G, Setacci F, Sirignano P, Galzerano G, Massaroni R, Setacci C. The combination of surgical embolectomy and endovascular techniques may improve outcomes of patients with acute lower limb ischemia. J Vasc Surg. 2014;59:729-36.
9. de Leur K, van Zeeland MLP, Ho GH, de Groot HGW, Veen EJ, van der Laan L. Treatment for critical lower limb ischemia in elderly patients. World J Surg. 2012;36:2937-43.
10. Doelare SAN, Koedam TWA, Ebben HP, Tournoij E, Hoksbergen AWJ, Yeung KK, et al. Catheter directed thrombolysis for not immediately threatened acute limb ischaemia: a systematic review and meta-analysis. Eur J Vasc Endovasc Surg. 2023.
11. Falluji N, Mukherjee D. Critical and acute limb ischemia. Angiology. 2012;65:137-46.
12. Gerhard-Herman MD, Gornik HL, Barrett C, Barshes NR, Corriere MA, Drachman DE, et al. 2016 AHA/ACC guideline on the management of patients with lower extremity peripheral artery disease: executive summary: a report of the American College of Cardiology/American Heart Association Task Force on Clinical Practice Guidelines. Circulation. 2017;135.
13. Go AS, Hylek EM, Phillips KA, Chang Y, Henault LE, Selby JV, et al. Prevalence of diagnosed atrial fibrillation in adults. JAMA. 2001;285:2370.
14. Klaphake S, de Leur K, Mulder PG, Ho G, de Groot HG, Veen E, et al. Mortality after major amputation in elderly patients with critical limb ischemia. CIA. 2017;12:1985-92.
15. King EG, Farber A. What is the best treatment for acute limb ischemia? Adv Surg. 2022;56:287-304.
16. Kolte D, Kennedy KF, Shishehbor MH, Mamdani ST, Stangenberg L, Hyder ON, et al. Endovascular versus surgical revascularization for acute limb ischemia. Circ Cardiovasc Interv. 2020;13.
17. Krantz MJ, Debus SE, Hsia J, Patel MR, Anand SS, Nehler MR, et al. Low-dose rivaroxaban plus aspirin in older patients with peripheral artery disease undergoing acute limb revascularization: insights from the Voyager Pad trial. Eur Heart J. 2021;42:4040-8.
18. Letsas K, Karamichalakis N, Vlachos K, Georgopoulos S, Bakalakos A, Efremidis M, et al. Managing atrial fibrillation in the very elderly patient: challenges and solutions. VHRM. 2015:555.
19. McClure GR, Chan N, Kaplovitch E, Bhagirath V, Anand SS. Prevention and management of urgent/emergent limb ischemia. Curr Cardiol Rep. 2021;23.
20. Mitchell ME, Carpenter JP. Clinical features and diagnosis of acute lower extremity ischemia. Waltham, MA: UpToDate; 2023 Jan.
21. Moreira M, Lima P, Correia M, Pereira B, Rodrigues R, Marinho A, et al. Acute lower limb ischemia: 7 years of thromboembolectomies in the elderly. Angiol Cir Vasc. 2018;14(2).
22. Norgren L, Hiatt WR, Dormandy JA, Nehler MR, Harris KA, Fowkes FGR. Inter-Society Consensus for the Management of Peripheral Arterial Disease (TASC II). J Vasc Surg. 2007;45:S5-67.
23. Olinic D-M, Spinu M, Olinic M, Homorodean C, Tataru D-A, Liew A, et al. Epidemiology of peripheral artery disease in Europe: VAS Educational Paper. Int Angiol. 2018;37.
24. Olinic D-M, Stanek A, Tătaru D-A, Homorodean C, Olinic M. Acute limb ischemia: an update on diagnosis and management. JCM. 2019;8:1215.
25. Prasad A, Hughston H, Michalek J, Trevino A, Gupta K, Martinez JP, et al. Acute kidney injury in patients undergoing endovascular therapy for critical limb ischemia. Catheter Cardiovasc Interv. 2019;94:636-41.

26. Safley DM, Salisbury AC, Tsai TT, Secemsky EA, Kennedy KF, Rogers RK, et al. Acute kidney injury following in-patient lower extremity vascular intervention. JACC: Cardiovasc Interv. 2021;14:333-41.
27. Schumann R, Rieger J, Ludwig M. Akute periphere arterielle Verschlusskrankheit. Med Klin. 2007;102:457-71.
28. von Ristow A, Massière BV, Vescovi A, Leal D. Oclusões artieriais crônicas infrainguinais: tratamento cirúrgico. In: Brito CJ, Murilo R, Loureiro E. Cirurgia vascular: cirurgia endovascular – angiologia. 4. ed. Rio de Janeiro: Thieme Revinter; 2020.
29. Weiss CR, Azene EM, Majdalany BS, AbuRahma AF, Collins JD, Francois CJ, et al. ACR Appropriateness Criteria® Sudden Onset of Cold, Painful Leg. J Am Coll Radiol. 2017;14:S307-13.

# 12

# Tromboembolismo venoso

Juliana de Toledo Pierri Ribeiro Sampaio
Maria Amélia Santilli
Viviane Regina Hernandez Nunes

## INTRODUÇÃO

O tromboembolismo venoso (TEV) é uma entidade clínica composta por duas principais manifestações: a trombose venosa profunda (TVP) e a sua possível consequência, o tromboembolismo pulmonar (TEP). Essas condições podem ocorrer como consequência do desbalanço entre fatores pró-coagulantes e anticoagulantes do sistema hemostático.

## EPIDEMIOLOGIA

Grandes estudos populacionais mostram que a taxa de incidência de TEV, na população geral, é de 1 a 2 eventos por mil ao ano, enquanto o risco individual absoluto de apresentar esse quadro durante a vida é de cerca de 11%.

O TEV é incomum antes dos 20 anos, mas, após os 40, sua incidência dobra a cada década. A idade média de casos na comunidade é de 62 anos.

A taxa de incidência global ajustada por idade é muito similar entre homens e mulheres (razão de 1,2:1), podendo ocorrer alteração transitória durante a idade fértil das mulheres. Isso ocorre, possivelmente, pelo uso de anticoncepcionais hormonais e períodos de gestação.

Nas populações de risco, vislumbra-se prevalência muito maior desses eventos, como em pacientes com neoplasia maligna ativa, pacientes imobilizados, hospitalizados ou institucionalizados, vítimas de traumas e fraturas. Deve-se atentar para o fato de que a maior parcela dessas populações de risco é composta por indivíduos idosos, fato que deve sensibilizar ainda mais para a suspeição clínica desse evento.

O TEV acomete cerca de 15% dos pacientes portadores de neoplasias malignas ativas; entre as vítimas de trauma, os trombos são detectados em até 58% dos pacientes com grandes traumatismos cranianos, 61% dos pacientes com fratura pélvica, 77% dos pacientes com fratura de tíbia e 80% daqueles com fratura de fêmur; e estudo com subgrupos de pacientes hospitalizados mostrou que 37% de todos os casos de TEV que ocorreram em uma região geográfica delimitada foram em pacientes que estavam hospitalizados ou em casas de repouso.

Além disso, uma frequência estimada de TEP sintomático de 1 a 2% nas duas semanas seguintes a uma cirurgia de grande porte em pacientes que não receberam profilaxia sugere que uma combinação de cirurgia, hospitalização e doenças associadas aumenta o risco de TEP em 200 vezes nesse período comparado com o risco na população normal.

É difícil obter uma estimativa atual confiável para a frequência de TEV sintomática após artroplastia de quadril e joelho na ausência de profilaxia. Estudos mostram frequência de TEV sintomática e de embolia pulmonar fatal de 3,3 e 0,11%, respectivamente, durante os 3 meses seguintes.

Por fim, sabemos que 10% dos episódios de TEP são rapidamente fatais. Dos pacientes diagnosticados com TEP, menos de um quarto apresentam sintomas prévios de TVP, e, como os sintomas de TEP são inespecíficos, o diagnóstico frequentemente não é realizado quando os pacientes comparecem a um serviço médico.

## FISIOPATOLOGIA

Em 1856, a patogênese da trombose venosa foi proposta por Rudolf Virchow. De acordo com sua tríade, a trombose ocorre como resultado de alterações no fluxo sanguíneo (estase), injúria vascular endotelial e alterações na constituição do sangue (hipercoagulabilidade herdada ou adquirida).

Assim, a formação do trombo decorre de um desequilíbrio entre os fatores trombolíticos e trombogênicos da circulação, envolvendo os elementos dessa tríade. Na maioria dos casos, dois ou mais desses fatores atuam em conjunto para determinar a formação do trombo venoso.

No caso da lesão endotelial, o subendotélio é exposto, assim como o fator tecidual, ocorrendo a ativação da cascata da coagulação.

A estase, como resultado, por exemplo, de imobilização e repouso prolongado no leito, também pode atuar como um importante fator predisponente. Nesse caso, os principais mecanismos propostos são a alteração do fluxo laminar e o acúmulo de sangue em dilatações e válvulas venosas; depósito de hemácias, leucócitos e plaquetas nesses locais; aumento de fatores de coagulação ativados localmente; aumento local de adenosina difosfato (ADP) liberado por hemácias e leucócitos; inibição da chegada de fatores anticoagulantes ao local; e hipóxia do endotélio.

As alterações do sistema de coagulação que induzem a um estado de hipercoagulabilidade (fisiológicos, patológicos ou terapêuticos) geram aumento dos fatores de coagulação ou diminuição dos fatores trombolíticos.

Assim, o núcleo do trombo é formado e consiste, principalmente, na deposição de filamentos de fibrina, glóbulos vermelhos e plaquetas. A maioria dos trombos se dissolve completamente sem intervenção terapêutica.

Em pacientes com TVP dos membros inferiores, a formação do trombo inicia-se preferencialmente na região das válvulas venosas da panturrilha e posteriormente se estende para as veias proximais. Uma vez formado, as principais consequências podem ser duas: permanecer fixo no lúmen da veia da perna ou se desprender e percorrer o sistema venoso (embolia) para se alojar nas artérias pulmonares, com consequências possivelmente fatais.

A embolia pulmonar aguda interfere tanto na circulação quanto na troca gasosa. A falência ventricular direita pela sobrecarga pressórica aguda é considerada a causa primária de mortalidade na embolia pulmonar grave.

## FATORES DE RISCO

O TEV é considerado uma consequência da interação entre fatores de risco relacionados ao paciente - geralmente permanentes - e fatores de risco relacionados ao ambiente - geralmente temporários.

Os principais fatores de risco hereditários incluem a mutação do fator V de Leiden, a mutação do gene de protrombina *G20210A* e deficiência das proteínas C, S e antitrombina.

Entre os fatores de risco adquiridos mais comuns estão malignidade, hospitalização, cirurgia, trauma com ou sem fraturas, imobilização, terapia com estrogênio, gestação, anticorpo antifosfolípide, doenças crônicas, medicamentos, obesidade e idade.

O risco de recorrência do evento trombótico pode variar de acordo com a classificação do TEV em evento provocado (associado a um fator de risco identificado) ou não provocado (ocorreu na ausência de qualquer fator de risco identificado) e depender da resolução ou não dos fatores causais.

Para pacientes com TEV provocado, o risco anual de recorrência, após ser completado um curso de terapia com anticoagulante, é estimado entre 4 e 9%, variando conforme a manutenção do fator de risco associado ao evento. Já a recorrência de um TEV não provocado, após o término da terapia anticoagulante, é de 7% no primeiro ano e de 40% em 10 anos.

Indivíduos com alterações genéticas, geralmente, apresentam evento trombótico venoso em idade mais jovem, principalmente quando associados fatores de risco ambientais, como o uso de contraceptivo oral, imobilização ou trauma.

A associação entre neoplasia e TEV é bem conhecida. Alguns estudos mostraram uma relação significativa entre uma trombose venosa primária e o diagnóstico subsequente de câncer. Essa relação parece particularmente importante em pacientes com TVP recorrente. Ainda assim, o *screening* extenso para neoplasia em pacientes com tromboembolismo venoso sem causa evidente não parece ser custo-efetivo, além de poder causar desconforto e estresse psicológico ao paciente. A recomendação atual é de usar métodos simples para investigação apenas naqueles pacientes com sinais e sintomas sugestivos de doença neoplásica maligna (p. ex., síndrome consumptiva, alteração hábito intestinal, entre outros). As principais neoplasias malignas associadas a eventos trombóticos são pulmão, pâncreas, colorretal, rim e próstata.

A maioria dos pacientes hospitalizados, particularmente aqueles submetidos a cirurgia, possui múltiplos fatores de risco para TEV, e a prevalência deles aumenta com a idade. Além disso, o próprio tempo cirúrgico, a extensão e a topografia da abordagem, associados ao tempo prolongado de imobilização (> 48 horas), influenciam em sua ocorrência.

## APRESENTAÇÃO CLÍNICA

É importante ressaltar que, para essas duas entidades clínicas (TVP e TEP), não há sinais ou sintomas patognomônicos e que, além disso, elas podem ser complicações de seus possíveis diagnósticos diferenciais (p. ex., TVP sobreposta a uma perna acometida por celulite).

Ao se compreender a potencial gravidade associada ao tratamento incorreto dessas entidades clínicas (TEP fatal ou sangramento maior), compreende-se a importância de seu pronto diagnóstico e adequado manejo clínico terapêutico.

## Manifestações clínicas da trombose venosa profunda

Muitas vezes, a manifestação clínica desse evento pode ser inespecífica ou ausente, cabendo ao médico atentar aos fatores de risco de cada indivíduo, avaliar sua probabilidade pré-teste e saber conduzir a investigação diante da suspeita diagnóstica.

Um estudo de 1984, publicado no *The Lancet*, mostrou achados em relação às principais manifestações clínicas da TVP (Tabela 1).

TABELA 1 Manifestações clínicas da TVP

| Manifestações | Sensibilidade (%) | Especificidade (%) | Acurácia (%) |
|---|---|---|---|
| Dor | 86 | 19 | 58 |
| Edema | 97 | 33 | 70 |
| Diferença de temperatura | 72 | 48 | 62 |

TVP: trombose venosa profunda.

Dessa forma, fica evidente que apenas os achados clínicos são insuficientes para confirmar o diagnóstico e guiar o planejamento terapêutico. O que mais se deve considerar, então?

É importante a realização de anamnese pormenorizada, buscando fatores de risco, histórico pessoal ou familiar prévio de eventos trombóticos e plausibilidade clínica.

O exame físico também é crucial no auxílio da investigação na suspeita da TVP. Mesmo que por vezes possa ser inocente, pode colaborar com o aumento da suspeição clínica quando presentes os seguintes achados: edema assimétrico dos membros inferiores, com dilatação venosa superficial, associado a calor, dor e rubor ipsilaterais.

Alguns achados possíveis no exame físico:

- Sinal de Homans: dor ou desconforto na topografia da musculatura da panturrilha à dorsiflexão passiva do membro.
- Sinal da bandeira: menor mobilidade da panturrilha quando comparada com o membro contralateral;

- Sinal de Bancroft: dor ao comprimir a panturrilha contra a estrutura óssea do membro.

Como auxílio na determinação dos próximos passos investigativos, podemos lançar mão do uso de escores que estimam a probabilidade pré-teste de TVP. Entre eles, o mais conhecido e utilizado é o escore de Wells (Tabela 2).

TABELA 2 Escore de Wells – modificado para predição de probabilidade pré-teste da TVP

| Característica clínica | Pontos |
|---|---|
| Neoplasia maligna ativa (em tratamento ou tratada nos últimos 6 meses, ou paliativo) | 1 |
| Paralisia, paresia ou imobilização gessada dos membros inferiores | 1 |
| Recentemente acamado (≥ 3 dias) ou cirurgia maior nas últimas 12 semanas com anestesia geral ou local | 1 |
| Sensibilidade em topografia de distribuição do sistema venoso profundo | 1 |
| Inchaço de todo o membro inferior | 1 |
| Inchaço assimétrico (diferença ≥ 3 cm de um membro para o outro) | 1 |
| Edema depressível no membro sintomático | 1 |
| Presença de veias colaterais superficiais não varicosas | 1 |
| Histórico pessoal prévio de TVP documentada | 1 |
| Diagnóstico alternativo, pelo menos, tão provável quanto TVP | –2 |
| Probabilidade pré-teste | Soma total |
| Baixa | < 1 |
| Intermediária | 1-2 |
| Alta | ≥ 2 |

TVP: trombose venosa profunda.

## Manifestações clínicas do tromboembolismo pulmonar

A clínica do TEP também permeia uma gama de possibilidades, desde pacientes assintomáticos ou com discreta hipoxemia até choque obstrutivo ou morte súbita, que vão variar conforme o tamanho do coágulo impactado, local de acometimento pulmonar, presença de morbidades cardiopulmonares prévias, entre outros.

Assim, é de suma importância elevarmos nosso índice de suspeição clínica, baseando-nos em anamnese, antecedentes pessoais e familiares, presença de fatores de risco, plausibilidade clínica e avaliação de diagnósticos diferenciais.

Entre os sintomas mais frequentemente referidos, conforme estudo publicado na *Chest* em 1991, estão: falta de ar (73%), dor torácica do tipo pleurítica (66%) e tosse (37%). E alguns achados possíveis no exame físico são, entre outros:

- Taquipneia.
- Taquicardia.
- Hipoxemia.
- Sinais de TVP em membros inferiores.
- Redução do murmúrio vesicular pulmonar.
- Febre.

Na suspeita de TEP, também devemos lançar mão do uso de ferramentas para avaliar a probabilidade pré-teste e nos ajudar a definir os próximos passos da investigação, por exemplo, o escore de Wells para TEP (Quadro 1) ou o escore de Geneva modificado (Quadro 2).

## CONFIRMAÇÃO DIAGNÓSTICA (PROPEDÊUTICA COMPLEMENTAR)

O diagnóstico de TVP e de TEP requer a confirmação mediante exames complementares que evidenciarão a presença de trombose em determinado leito vascular. No geral, são exames pouco invasivos e que não geram malefícios ao paciente, exceto pela angiotomografia pulmonar, para diagnóstico de TEP, que necessita da administração de contraste endovenoso.

Entre os exames complementares que podemos usar, existem os que nos auxiliam na exclusão do diagnóstico (no geral, de alta sensibilidade e baixa especificidade), por exemplo, o D-dímero, e aqueles que confirmam o diagnóstico (comumente de alta especificidade, mas de menor sensibilidade), por exemplo, ultrassonografia (USG) Doppler de membros inferiores e angiotomografia pulmonar.

Possíveis fluxogramas diagnósticos são descritos a seguir.

### Investigação na suspeita de trombose venosa profunda

- D-dímero:
  - Produto de degradação da fibrina.
  - Não é específico para TEV.

QUADRO 1 Escore de Wells para predição de probabilidade pré-teste do TEP

| | Variáveis | Pontos |
|---|---|---|
| Fatores de risco | TVP ou TEP prévio | +1,5 |
| | Cirurgia ou imobilização recente | +1,5 |
| | Câncer | +1 |
| Sintomas | Hemoptise | +1 |
| Sinais | FC > 100 bpm | +1,5 |
| | Sinais clínicos de TVP | +3 |
| Avaliação clínica | Diagnóstico alternativo menos provável que TEP | +3 |
| Probabilidade clínica (3 níveis) | | Soma total |
| Baixa | | 0-1 |
| Intermediária | | 2-6 |
| Alta | | ≥ 7 |
| Probabilidade clínica (2 níveis) | | Soma total |
| TEP não provável | | 0-4 |
| TEP provável | | > 4 |

TEP: tromboembolismo pulmonar; TVP: trombose venosa profunda.

QUADRO 2 Escore de Geneva – modificado para predição de probabilidade pré-teste do TEP

| | Variáveis | Pontos |
|---|---|---|
| Fatores de risco | Idade > 65 anos | 1 |
| | TVP ou TEP prévios | 3 |
| | Cirurgia sob anestesia geral ou fratura de quadril no último mês | 2 |
| | Câncer (sólido ou hematológico; em tratamento ou curado no último ano) | 2 |
| Sintomas | Dor em membro inferior unilateral | 3 |
| | Hemoptise | 2 |
| Sinais | FC 75-94 bpm | 3 |
| | FC > 95 bpm | 5 |
| | Dor à palpação de topografia do sistema venoso e edema, no membro inferior, unilateralmente | 4 |
| Probabilidade pré-teste | | Soma total |
| Baixa | | 0-3 |
| Intermediária | | 4-10 |
| Alta | | ≥11 |

FC: frequência cardíaca; TEP: tromboembolismo pulmonar; TVP: trombose venosa profunda.

- Contribui por seu alto valor preditivo-negativo (valores normais têm alto poder para exclusão do diagnóstico).
- USG Doppler de membros inferiores (MMII):
  - Boa disponibilidade, custo reduzido e baixo risco de complicações para o paciente.
  - Para TVP proximal, apresenta sensibilidade > 90% e especificidade > 95%.
  - O diagnóstico é feito pela ausência de compressibilidade completa no trajeto venoso.

## Paciente com baixa ou intermediária probabilidade pré-teste (escore de Wells): solicitar D-dímero

- D-dímero normal (< 500 ng/mL): TVP descartada; investigar outras causas.
- D-dímero positivo (> 500 ng/mL): solicitar USG Doppler de MMII.
  - USG negativo: TVP descartada; investigar outras causas.
  - USG positivo: programar tratamento (mais à frente).

## Paciente com alta probabilidade pré-teste: prosseguir diretamente para USG Doppler de MMII

- USG positivo: programar tratamento (mais à frente).
- USG: não diagnóstico e suspeita persiste, realizar novo USG em 24 horas ou venografia por tomografia computadorizada (TC).

Obs.: embora alguns estudos apontem que o ajuste do *cutoff* do D-dímero pela idade aumente a *performance* do teste entre os idosos, ainda não há um consenso muito claro. Entretanto, caso se opte por realizar o ajuste, um cálculo possível de ser utilizado é:

Idade (se ≥ 50 anos) x 10 = valor do *cutoff* em ng/mL

## Investigação na suspeita de TEP – paciente hemodinamicamente estável

### Exames para avaliação de sinais indiretos ou de diagnósticos diferenciais

- Laboratoriais: gasometria arterial; peptídeo natriurético tipo B (BNP); troponina; e D-dímero.
- Eletrocardiograma: taquicardia sinusal, fibrilação atrial (FA), bradicardia, bloqueio de ramo direito (BRD) novo, alterações segmento ST; mais específico: padrão S1Q3T3.
- Ecocardiograma: descarta tamponamento e disfunção valvar aguda; achados mais sugestivos: disfunção aguda de VD e presença de trombos intracavitários;
- Radiografia de tórax: atelectasia, efusão, hemo/pneumotórax; mais específicos: corcova de Hampton e sinal de Westermark.

### Exames diagnósticos

- Angiotomografia artérias pulmonares (angio-TC): método de escolha; em casos de baixa e intermediária probabilidade pré-teste, chega a 96 e 98% de valor preditivo negativo, respectivamente; naqueles com alta probabilidade, esse valor cai para 60%;

Obs.: em pacientes com alta probabilidade pré-teste com angio-TC negativa, mas com manutenção da suspeita clínica, perseguir a fonte emboligênica com USG MMII ou aumento do corte da angio-TC para abdome e pelve.

- Arteriografia pulmonar: considerado padrão-ouro para o diagnóstico de TEP, permite avaliar a amputação, a falha ou a lentificação de enchimento de ramos arteriais. Entretanto, é um exame caro, invasivo e com exposição à radiação e ao contraste; vem sendo menos utilizada com a melhora das imagens obtidas pela angio-TC.
- Cintilografia ventilação/perfusão (V/Q): realizada por meio da infusão endovenosa de macroagregados de albumina com Tc-99, que impactam no território capilar pulmonar; na presença de obstrução no leito arterial pulmonar, as partículas não atingirão níveis capilares, gerando, na região acometida, uma imagem não captante. Pode-se aumentar a especificidade diagnóstica com a

avaliação concomitante da perfusão pulmonar, descartando áreas de hipocaptação por hipoventilação ou vasoconstrição reflexa associada.

Obs.: pacientes com contraindicação a realização de exames contrastados podem ser submetidos à angio-RM no lugar da angio-TC.

## Paciente com baixa ou intermediária probabilidade pré-teste ou TEP não provável (escore de Wells ou de Geneva)

- Aplicar o PERC (*Pulmonary Embolism Rule-Out Criteria* – Quadro 3) ou dosar D-dímero:
  - PERC ou D-dímero negativos: TEP excluído; investigar outras causas.
  - PERC ou D-dímero positivos: realizar exame diagnóstico (p. ex., angio-TC).
    - Falha de enchimento: confirmado diagnóstico, tratar.
    - Negativo para TEP: investigar outras causas.

QUADRO 3 PERC (*Pulmonary Embolism Rule-Out Criteria*)

| Afasta o diagnóstico de TEV quando contempla todos os 8 critérios a seguir: |
|---|
| 1. Idade < 50 anos. |
| 2. FC < 10 bpm. |
| 3. $SpO_2 \geq 95\%$. |
| 4. Sem hemoptise. |
| 5. Sem uso de estrogênico. |
| 6. Sem história de cirurgia ou trauma com hospitalização no último mês. |
| 7. Sem TEV prévio. |
| 8. Sem edema assimétrico de MMII. |

FC: frequência cardíaca; MMII: membros inferiores; $SpO_2$: saturação de oxigênio; TEV: troboembolismo venoso.

## Paciente com alta probabilidade pré-teste ou TEP provável

- Exame diagnóstico diretamente (p. ex., angio-TC):
  - Angio-TC negativa, porém mantém suspeita: investigar fonte emboligênica (USG MMII, angio-TC de abdome e pelve).
    - Investigação positiva: TEV confirmado, tratar.
    - Investigação negativa: considerar arteriografia pulmonar; e investigar outras causas.
  - Angio-TC positiva: TEP confirmado.

### Investigação na suspeita de TEP – paciente hemodinamicamente instável

Pacientes sob suspeita de TEP, mas que se encontram instáveis hemodinamicamente (com hipotensão, dilatação ou disfunção de VD, choque obstrutivo...), têm alto risco de mortalidade, e a conduta inicial deve objetivar o reestabelecimento da hemodinâmica, seja com ressuscitação volêmica, uso de drogas vasopressoras e/ou suporte ventilatório invasivo, se necessário.

Concomitantemente à estabilização clínica, devemos ponderar o início da heparinização plena, exceto se houver contraindicação absoluta ou se a opção for pela trombólise diretamente;

Avaliar a contraindicação de trombólise para determinar próximos passos:

- Sem contraindicação à trombólise + angio-TC disponível: realizar exame.
  - Angio-TC positiva: trombólise.
  - Angio-TC negativa: investigar outras causas ou arteriografia se suspeita persistir.
- Sem contraindicação + angio-TC indisponível: ecocardiograma transtorácico (Ecott).
  - Ecott com sinais indiretos: trombólise.
  - Ecott sem sinais indiretos: investigar outras causas ou arteriografia se a suspeita persistir.
- Com contraindicação à trombólise: arteriografia pulmonar.
  - Arteriografia positiva: embolectomia por cateter/cirúrgico + filtro de veia cava.
  - Arteriografia negativa: TEP excluído; investigar outras causas.

## PRINCIPAIS DIAGNÓSTICOS DIFERENCIAIS

- TVP: ruptura do músculo da panturrilha; celulite bacteriana; tromboflebite superficial; linfedema; insuficiência valvular venosa; edema por insuficiência cardíaca congestiva (ICC).
- TEP: depende do principal sintoma manifestado pelo paciente (hipoxemia, hemoptise, dor torácica, síncope...); entre os principais diagnósticos diferenciais estão: pneumonia, pericardite, serosites, insuficiência cardíaca conges-

tiva, hipertensão pulmonar, doença pulmonar intersticial, hemo/pneumotórax, sepse e hipovolemia.

## CLASSIFICAÇÃO PROGNÓSTICA DO TROMBOEMBOLISMO PULMONAR

A estratificação de risco dos pacientes diagnosticados com TEP é mandatória para a determinação do adequado manejo terapêutico.

De acordo com o modelo apresentado pelo *2019 ESC guidelines* (*European Society of Cardiology*), podemos utilizar dados clínicos que, se presentes no início da manifestação dos sintomas, predizem um alto risco de mortalidade precoce, como: acometimento cardíaco com necessidade de ressuscitação cardiopulmonar; presença de choque obstrutivo; ou presença de hipotensão persistente (> 15 minutos).

Podemos, também, recorrer a exames complementares como forma de predição do risco de mortalidade em 30 dias, como:

- Biomarcadores laboratoriais: elevação de troponina à admissão; elevação de BNP ou NT-pró-BNP; elevação dos níveis de lactato arterial; elevação de creatinina; e redução da taxa de filtração glomerular ou da natremia.
- Exames de imagem:
  - Ecocardiograma: sinais de disfunção de ventrículo direito (VD); presença de trombo em VD; relação diâmetro VD/VE ≥ 1; Tapse (*tricuspid annular plane systolic excursion*) ≤ 16 mm; entre outros.
  - Angio-TC artérias pulmonares: alargamento de VD; razão VD/VE ≥ 1; presença de refluxo do contraste para a veia cava inferior (VCI).

Entretanto, o modelo de avaliação prognóstica que mais trará informações a respeito da identificação daqueles pacientes com baixo risco de morrer em 30 dias, somando apenas informações clínicas, é o *Pulmonary Embolism Severity Index* (Pesi – Tabela 3), validado tanto em sua forma original quanto na simplificada.

TABELA 3 *Pulmonary Embolism Severity Index* (Pesi)

| Parâmetro | Pesi original | Pesi simplificado |
|---|---|---|
| Idade | Idade em anos | 1 ponto se > 80 anos |
| Sexo masculino | +10 | – |
| Câncer | +30 | 1 |
| Insuficiência cardíaca | +10 | 1 |
| DPOC | +10 | |
| FC ≥ 110 bpm | +20 | 1 |
| PA sistólica < 100 mmHg | +30 | 1 |
| FR > 30 ipm | +20 | – |
| Temperatura < 36 °C | +20 | – |
| Alteração do estado mental | +60 | – |
| $SpO_2$ < 90% | +20 | 1 |
| Classificação de risco | | |
| | ▪ Classe 1: ≤ 65 pontos: muito baixo RM em 30 dias (0-1,6%).<br>▪ Classe 2: 66-85 pontos: baixo RM em 30 dias (1,7-3,5%). | 0 ponto: RM em 30 dias = 1% (IC 95% 0,0-2,1%) |
| | ▪ Classe 3: 86-105 pontos: moderado RM em 30 dias (3,2-7,1%).<br>▪ Classe 4: 106-125 pontos: alto RM em 30 dias (4-11,4%).<br>▪ Classe 5: > 125 pontos: muito alto RM em 30 dias (10-24,5%). | ≥ 1 ponto: RM em 30 dias = 10,9% (IC 95% 8,5-13,2%) |

DPOC: doença pulmonar obstrutiva crônica; FC: frequência cardíaca; FR: frequência respiratória; PA: pressão arterial; RM: risco de mortalidade; $SpO_2$: saturação de oxigênio.

## TRATAMENTO

Os anticoagulantes são a base para o tratamento do tromboembolismo venoso e devem ser iniciados o mais precocemente possível, objetivando a redução do risco de morte e novos eventos tromboembólicos. Avaliar individualmente cada paciente antes de decidir o local de tratamento (hospitalar × domiciliar) e a medicação a ser instituída, considerando, entre outras características, o risco de sangramento associado à terapia (Quadro 4), é fundamental para o sucesso terapêutico.

Há um consenso de que todos aqueles pacientes classificados com baixo a moderado risco de sangramento recebam a terapia anticoagulante. Nos casos de pacientes com alto risco, é razoável pensarmos em condutas alternativas, por exemplo, a passagem de filtro de veia cava inferior, visto que até 12,8% deles podem apresentar sangramento nos primeiros 3 meses de anticoagulação.

QUADRO 4 Fatores de risco para sangramento com anticoagulante

| Fatores de risco |
|---|
| ▪ Idade > 65 anos |
| ▪ Sangramento prévio |
| ▪ Câncer |
| ▪ Insuficiência renal ou hepática |
| ▪ Trombocitopenia |
| ▪ Diabetes |
| ▪ Anemia |
| ▪ Terapia antiplaquetária |
| ▪ Difícil controle do anticoagulante |
| ▪ Multimorbidade e capacidade funcional reduzida |
| ▪ Cirurgias recentes |
| ▪ Quedas frequentes |
| ▪ Abuso de álcool |
| ▪ AVC prévio |

AVC: acidente vascular cerebral.

O tratamento do TEV é dividido em 3 etapas (Figura 1): manejo inicial, tratamento primário e prevenção secundária. O manejo inicial é determinado a partir do diagnóstico de TEV até os 7 a 21 dias seguintes e é quando decidiremos o local de tratamento (domiciliar x hospitalar) e o anticoagulante a ser iniciado. A etapa do tratamento primário inicia-se com o término do manejo inicial e se estende até 3 a 6 meses de anticoagulação, dependendo das características da trombose e dos fatores de risco associados. A terceira fase é a prevenção secundária, quando é feita a decisão sobre a manutenção do anticoagulante, nos casos de persistência dos eventos causais da trombose, ou suspensão da terapia medicamentosa.

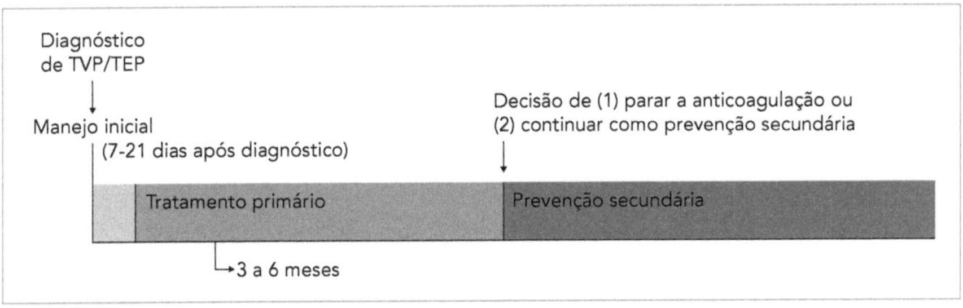


FIGURA 1 Etapas do tratamento.
TEP: tromboembolismo pulmonar; TVP: trombose venosa profunda.

## Manejo inicial

Para decidirmos o local de tratamento durante esse período, devemos considerar o risco de mortalidade associado àquele evento (avaliação pelo Pesi ou outros critérios clinicolaboratoriais). Em geral, pacientes com TVP e com TEP de baixo risco podem realizar tratamento domiciliar, pois nesses casos não aumentamos os riscos de complicações com essa decisão. Entretanto, existem situações de exceção que elevam esses riscos, nos fazendo priorizar a internação, como pacientes de alto risco de sangramento; TVP maciça; baixo suporte familiar ou social; difícil acesso a serviços de saúde; histórico de má adesão medicamentosa; ou impossibilidade de arcar com custos das medicações propostas.

A escolha do anticoagulante é essencial para o adequado manejo inicial do TEV, e as opções para essa fase do tratamento são:

- Heparina de baixo peso molecular (HBPM).
- Fondaparinux.
- Heparina não fracionada (HNF).
- Anticoagulantes orais diretos (DOAC): inibidores do fator Xa ou inibidores diretos da trombina.

Em relação aos DOAC, aqueles aprovados para manejo inicial sem necessidade de pré-tratamento com heparina, são a rivaroxabana e a apixabana. Contudo, mesmo estes não são adequados para o tratamento inicial do TEP nos casos de instabilidade hemodinâmica ou da TVP iliofemoral ou maciça.

A HBPM é preferível para pacientes gestantes, com câncer ativo ou para a população geral quando a anticoagulação por via oral não for viável.

O uso da HNF IV no manejo inicial é preferência para as seguintes situações especiais:

- Insuficiência renal com ClCr < 30.
- Instabilidade hemodinâmica e/ou alta carga trombótica, pela possibilidade de programação trombolítica ou de procedimento invasivos.
- Obesidade ou outras causas de má absorção subcutânea (p. ex., anasarca).

## Tratamento primário

Nessa fase do tratamento, podemos optar pelos DOAC ou pelo antagonista da vitamina K (varfarina), exceto em gestantes ou pacientes com câncer ativo, em quem geralmente consideramos o uso de HBPM. Nessa decisão, devemos ponderar os riscos e os benefícios de cada uma das classes.

Sabidamente, pacientes em uso de DOAC apresentam maior adesão ao tratamento e, aparentemente, menor risco de sangramento. Entretanto, essa medicação pode apresentar interações com outras drogas, por exemplo, a rivaroxabana com os antifúngicos azólicos.

Já o uso da varfarina requer um monitoramento constante do INR, o que pode gerar menor adesão e difícil controle. O nível sérico desse anticoagulante pode ser alterado por alimentos ricos em vitamina K, doenças e medicações. Porém, trata-se de uma medicação que está há mais tempo no mercado, o que nos traz mais experiência em seu uso, além de possuir antídotos prontamente disponíveis, poderem ser utilizados em doentes renais crônicos/dialíticos e apresentarem baixo custo e ampla disponibilidade.

## Prevenção secundária

Todo episódio de TEV deve ser anticoagulado por pelo menos 3 meses. Devemos optar por uma anticoagulação prolongada (> 3-6 meses) nos casos de TEV não provocado recorrente; na presença de fatores de risco persistentes (como imobilidade, câncer ativo e síndrome antifosfolípides); e nos diagnósticos de trombofilias hereditárias de alto risco.

A seguir, as principais opções medicamentosas e suas posologias.

### Inibidores diretos do fator Xa

- Rivaroxabana: 15 mg 2 vezes ao dia, por 21 dias, seguido por 20 mg/dia. Se ClCr < 30: evitar uso.
- Apixabana: 10 mg 2 vezes ao dia, por 7 dias, seguido de 5 mg 2 vezes ao dia (2,5 mg 2 vezes ao dia para tratamento além de 6 meses). Pode ser utilizado na insuficiência renal (não deve ser usado se *clearance* de creatinina < 15 mL/min).
- Edoxabana: 60 mg/dia (30 mg/dia se < 60 kg) (após 5 a 10 dias de anticoagulação parenteral, geralmente com HBPM). CrCl 50 a 15: 30 mg/dia; ClCr < 15: evitar o uso.

### Inibidores diretos da trombina via oral

- Dabigatran: 150 mg 2 vezes ao dia (após 5 a 10 dias iniciais de anticoagulação parenteral, geralmente com HBPM). Se ClCr < 30: não usar.

### Antagonista da vitamina K

- Varfarina: 5 mg/dia e ajustar no terceiro dia com INR (pode variar, principalmente de acordo com multimorbidades e idade). Reduz fatores II, VII, IX e X (dependentes de vitamina K). Nos primeiros 2 dias de uso, apresenta risco de necrose cutânea pela deficiência transitória de proteínas C e S, devendo ser iniciado em associação ou precedido pela heparina.

### Heparina de baixo peso molecular (HBPM)

- Enoxaparina: 1 mg/kg subcutâneo (SC) 2 vezes ao dia ou 1,5 mg/kg/dia. CrCl < 30: contraindicado.

Pode ser monitorado com o exame para atividade do anti-Xa, indicado principalmente para pacientes obesos (> 144 kg) e gestantes. O exame deve ser coletado 4 a 6 horas após a administração da medicação, apenas após a terceira dose. Meta: 0,6 a 1 unidade/mL.

### Heparina não fracionada (HNF)

O uso endovenoso deve ser monitorado pelo TTPA (70 a 110 segundos) ou anti-Xa (0,3 a 0,7). A administração é feita com dose inicial em bólus de 80 UI/kg (máximo 10.000 UI) e posterior administração em bomba de infusão contínua (BIC) iniciada a 18 UI/kg/hora (máximo 2.000 UI/hora).

### Fondaparinux

É uma alternativa à HBPM em determinadas situações, como na trombocitopenia induzida por heparina (HIT). A dose é 5 mg/dia SC (se peso < 50 kg), 7,5 mg/dia (se peso entre 50 e 100 kg) e 10 mg/dia (se peso maior que > 100 kg). ClCr < 30: é contraindicado.

## CONCLUSÃO

- O tromboembolismo venoso é uma entidade clínica composta por duas principais manifestações: a TVP e a sua possível consequência, o TEP. Essas condições são frequentes em idosos, com idade média de 62 anos.
- A fisiopatologia da TEV é mais bem explicada com base na tríade de Virchow: estase sanguínea, lesão endotelial e hipercoagulabilidade.
- Os fatores de risco da TEV podem ser divididos em hereditários (mutação do fator V de Leiden, mutação do gene de protrombina e deficiência das proteínas C, S e antitrombina) ou adquiridos (como câncer ativo, hospitalização, cirurgia, imobilização, terapia com estrogênio, gestação, anticorpo antifosfolípide e idade).
- O diagnóstico de TVP e de TEP requer elevada suspeição clínica por meio da anamnese e do exame físico adequados, com confirmação mediante exames complementares que evidenciarão a presença de trombose em determinado leito vascular.
- O tratamento do TEV é realizado principalmente por meio da anticoagulação, que deve ser iniciada o mais precocemente possível. Para isso, também devemos avaliar o risco de mortalidade e de sangramento de maneira individualizada.

### Bibliografia

1. Hull RD, Raskob GE, Rosenbloom D, Panju AA, Brill-Edwards P, et al. Heparin for 5 days as compared with 10 days in the initial treatment of proximal venous thrombosis. N Engl J Med. 1990;322:1260.
2. Jun M, Lix LM, Durand M, Dahi M, Patterson JM, Dormuth CR, et al. Comparative safety of direct oral anticoagulants and warfarin in venous thromboembolism: multicentre, population based, observational study. BMJ. 2017;359:j4323.
3. Kucher N, Aujesky D, Beer JH, et al. Rivaroxaban for the treatment of venous thromboembolism. The Swiss venous thromboembolism registry (Swivter). Thromb Haemost. 2016;116:472.
4. Le Gal G, Righini M, Roy PM, Sanchez O, Aujesky D, Bounameaux H, Perrier A. Prediction of pulmonary embolism in the emergency department: the revised Geneva score. Ann Intern Med. 2006;144(3):165-71.
5. Lijfering WM, Rosendaal FR, Cannegieter SC. Risk factors for venous thrombosis: current understanding from an epidemiological point of view. British Journal of Haematology. 2010;149.6:824-33.

6. Neumann I, Izcovich A, Aguilar R, Basantes GL, Casais P, Colorio CC, et al. ASH, ABHH, Acho, Grupo CAHT, Grupo CLAHT, SAH, SBHH, SHU, Sochihem, Someth, Sociedad Panameña de Hematología, SPH, and SVH 2021 guidelines for management of venous thromboembolism in Latin America. Blood Adv. 2021;5:3032.
7. Ortel TL, Neumann I, Ageno W, Beyth R, Clark NP, Cuker A, et al. American Society of Hematology 2020 guidelines for management of venous thromboembolism: treatment of deep vein thrombosis and pulmonary embolism. Blood Adv. 2020;4:4693.
8. Penaloza A, Soulié C, Moumneh T, Delmez Q, Ghuysen A, El Kouri D, et al. Pulmonary embolism rule-out criteria (Perc) rule in European patients with low implicit clinical probability (Percepic): a multicentre, prospective, observational study. The Lancet Haematology. 2017;4(12):e615-e621.
9. Sandler DA, Duncan JS, Ward P, Lamont AC, Sherriff S, Martin JF, et al. Diagnosis of deep-vein thrombosis: comparison of clinical evaluation, ultrasound, plethysmography, and venoscan with X-ray venogram. The Lancet. 1984;324(8405):716-9.
10. Wells PS, Anderson DR, Rodger M, Forgie M, Kearon C, Dreyer J, et al. Evaluation of D-dimer in the diagnosis of suspected deep-vein thrombosis. N Engl J Med. 2003.

13

# Doença pulmonar obstrutiva crônica

José Victor Schubsky
Alexandre Franco Amaral

## INTRODUÇÃO

A doença pulmonar obstrutiva crônica (DPOC) é uma doença comum, caracterizada por sintomas respiratórios crônicos e obstrução persistente das vias aéreas, usualmente provocada por exposição significativa a partículas e gases nocivos, sendo mais comumente relacionada ao tabagismo. É a terceira principal causa de morte no mundo (excluindo trauma) e grande contribuinte para morbidade, especialmente quando combinada com outras doenças crônicas. Essa realidade é mais evidente na população idosa, a mais frequentemente acometida pela doença, por possuir maior tempo e carga de exposição ao longo da vida, além de menor reserva funcional.

Neste capítulo, o objetivo é abordar conceitos fisiológicos e de tratamento da doença respiratória no indivíduo idoso e, em especial, suas particularidades, com foco no manejo da exacerbação da DPOC em situações de urgência e emergência.

## FISIOPATOLOGIA: DPOC E ENVELHECIMENTO

Para melhor manejarmos essa população, devemos entender quais fatores contribuem para a maior taxa de complicações respiratórias nos indivíduos idosos. Muitos fatores relacionados à idade e ao envelhecimento interagem, culminando em uma redução da função respiratória desses indivíduos.

Primeiro, há o fenômeno natural de declínio funcional progressivo de volume expiratório forçado no primeiro segundo ($VEF_1$) a partir da terceira década de vida, medida funcional espirométrica fundamental para diagnóstico e classificação ambulatorial da DPOC; essa condição é acentuada nos indivíduos tabagistas ativos.[1] Em segundo lugar, o envelhecimento leva a alterações no pulmão e na parede torácica, resultando na redução da complacência total do sistema e, consequentemente, no aumento do trabalho respiratório, com o efeito adicional de acentuar o colabamento de zonas gravidade-dependentes e provocar um desacoplamento de ventilação e perfusão pulmonares, culminando em uma redução da efetividade basal das trocas gasosas, mais notável a partir da quarta década de vida.[2] Esses processos podem ser acentuados pela perda de massa muscular que ocorre com o envelhecimento e são mais pronunciados em indivíduos que permanecem sedentários, acometendo não somente a musculatura esquelética como os músculos fundamentais para o esforço respiratório, incluindo o diafragma e os músculos acessórios – estes mais importantes quando há aumento de esforço respiratório por processos patológicos. O descondicionamento cardiovascular também pode contribuir para um menor limiar até o desenvolvimento de insuficiência respiratória.

Outro efeito para o qual a idade contribui com aumento do risco de complicações respiratórias é na diminuição dos mecanismos de *clearance* mucociliar e da efetividade da tosse, fundamentais para a prevenção de pneumonia. Os centros de regulação respiratória aos estímulos de hipoxemia e hipercarbia também se tornam menos eficazes em suas funções, predispondo esses indivíduos a maior intensidade de prejuízo de trocas gasosas com o efeito de sedativos e outras condições que possam reduzir seu nível de consciência (Figura 1).[2]

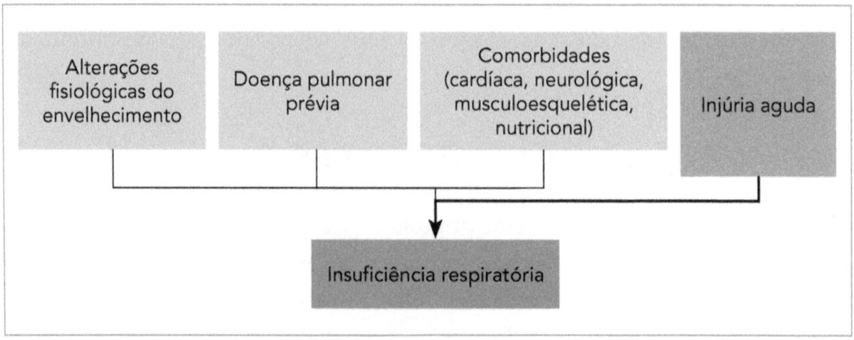


FIGURA 1 Somatório de fatores fisiológicos e patológicos prévios com efeitos descompensadores de injúria aguda em idosos com DPOC.
DPOC: doença pulmonar obstrutiva crônica.

É por esses e outros motivos que os indivíduos idosos têm maior propensão a desenvolver processos patológicos respiratórios, além de trajetória de recuperação mais árdua. A presença de comorbidades também é frequente nos indivíduos com DPOC, e as de maior nota são as doenças cardiovasculares, por compartilharem um grande fator de risco: o tabagismo. Essas comorbidades devem receber atenção especial durante episódios de exacerbação da DPOC, pois têm papel importante na adição de morbidade e mortalidade nesses pacientes. A incidência de eventos cardiovasculares, como arritmias e eventos coronarianos, por exemplo, é aumentada durante e logo após a exacerbação de DPOC e é a principal causa de mortalidade geral nesses indivíduos.[3]

## EXACERBAÇÃO DA DPOC: DEFINIÇÃO, CLASSIFICAÇÃO E AVALIAÇÃO CLÍNICA INICIAL

A exacerbação da DPOC é definida como um evento agudo, cursando com piora dos sintomas respiratórios que excede a variação habitual do dia a dia e que leva à mudança de medicação de um indivíduo com DPOC, geralmente se apresentando com um ou mais dos três sintomas cardinais, que são:

- Aumento de frequência e intensidade de tosse, com ou sem sibilância.
- Aumento de quantidade e/ou mudança de características do escarro (p. ex., mudança da cor e viscosidade).
- Aumento da falta de ar.[4]

A intensificação dos sintomas durante a exacerbação da DPOC pode variar de discreta a muito intensa, potencialmente culminando em insuficiência respiratória hipoxêmica e/ou hipercápnica. A avaliação do paciente para detectarmos a gravidade da exacerbação segue esta lógica:

- Exacerbação leve: necessita apenas de broncodilatadores de curta duração.
- Exacerbação moderada: necessita de broncodilatadores de curta duração, somado a corticosteroide sistêmico e/ou antibióticos.
- Exacerbação grave: necessita de atendimento de urgência e/ou internação, podendo estar associado a insuficiência respiratória ou não.

A definição da gravidade da exacerbação é realizada de forma retrospectiva, com base no tratamento necessário para sua reversão, portanto não é essencial para o manejo agudo do paciente.[4] É preciso concentrar os esforços em identificar sinais de insuficiência respiratória que necessitarão de maior grau de intervenção para reversão.

A avaliação do paciente sempre deve se iniciar por uma anamnese adequada. No caso da suspeita de DPOC exacerbada, devemos focar o tempo de início dos sintomas, comparar a intensidade dos sintomas atuais com o basal do paciente e avaliar características do escarro quando este está presente (quantidade, cor, presença de pus ou sangue). Também devemos questionar sintomas respiratórios altos que possam sugerir infecção viral, sintomas constitucionais que sugiram outras doenças (febre, por exemplo) e ativamente interrogar opressão torácica, dor torácica e outros possíveis sintomas cardiovasculares, como palpitações e edema periférico. O foco da anamnese é diagnóstico, mas ela também tem a intenção de procurar evidências de diagnósticos diferenciais e potencialmente identificar gatilhos para a exacerbação.

Os mesmos preceitos podem ser aplicados ao exame físico. A aferição de sinais vitais é sempre fundamental: nessa situação, dá-se mais importância à frequência respiratória, à saturação periférica de oxigênio ($SpO_2$) e à frequência cardíaca, mas é importante sempre considerar também pressão arterial e temperatura importantes fontes de potenciais diagnósticos diferenciais e identificação de complicações. À ausculta pulmonar, devemos esperar uma redução de murmúrios vesiculares decorrente de hiperinsuflação, frequentemente acompanhados de sibilos e eventualmente roncos. Crepitações e abolição de murmúrios vesiculares devem levantar forte suspeita para diagnósticos diferenciais, como pneumonia e/ou insuficiência cardíaca no primeiro caso, e pneumotórax no último. A dificuldade para falar por esforço respiratório intenso, uso de musculatura acessória e respiração paradoxal (assincronia entre esforço respiratório dos músculos do tórax e abdome) devem suscitar uma avaliação imediata por sugerirem insuficiência respiratória grave, mas sempre devemos considerar também a alteração de nível de consciência em indivíduos mais idosos, pois também está associada a alterações de trocas gasosas que podem parecer menos evidentes inicialmente, como a hipercapnia.

Para quadros mais leves, quando o paciente não apresenta dispneia em repouso, mantém uma frequência respiratória normal ou discretamente aumentada, sem uso de musculatura acessória e preserva sua capacidade de executar tarefas básicas do dia a dia sem necessitar de auxílio de terceiros, o manejo com medicações em domicílio pode ser considerado, embora seja interessante associar a avaliação de $SpO_2$ com um oxímetro de pulso, que não deve revelar uma redução significativa do valor basal do paciente caso este seja conhecido. No caso de queda expressiva de saturação ou hipoxemia grave detectada em paciente sem histórico conhecido, a avaliação mais aprofundada em ambiente de pronto atendimento está indicada.

De modo geral, frequência respiratória acima de 30 inspirações por minuto, com ou sem uso de musculatura acessória, sugere insuficiência respiratória e deve precipitar atendimento urgente. No entanto, se acompanhada de hipoxemia mais grave (não facilmente corrigida com aporte de baixo fluxo de $O_2$, como cateter nasal ou máscara Venturi com fração inspirada de $O_2$ - $FiO_2$ - inferior a 40%), alteração neurológica ou hipercapnia levando a acidose respiratória, necessita de atendimento de emergência, pois são marcadores de insuficiência respiratória grave ameaçadora à vida.

## ETIOLOGIA E DIAGNÓSTICO DIFERENCIAL

A maioria das exacerbações de DPOC pode ser manejada e resolvida sem necessidade de internação hospitalar ou permanência prolongada em setor de pronto atendimento. De modo geral, menos de 20% apresentará necessidade de hospitalização. Nesse grupo incluem-se os pacientes com exacerbação grave que necessitaram ou persistem necessitando de assistência ventilatória, pacientes com DPOC muito grave e/ou com comorbidades graves, pacientes que apresentaram falha terapêutica após tratamento em domicílio, ausência de resposta significativa ao tratamento inicial e situações de fragilidade extrema ou incapacidade de fornecer o tratamento adequado em domicílio (Figura 2).

A avaliação complementar deve incluir, na maior parte das vezes, algum exame de imagem torácica, com a principal intenção de diagnóstico diferencial, e avaliar potenciais complicações. Frequentemente, uma radiografia de tórax será suficiente para excluir pneumonia e pneumotórax, além de avaliar sinais de insuficiência cardíaca como congestão pulmonar e derrame pleural. Em casos de dúvidas na interpretação da imagem ou em situações em que há suspeita de diagnósticos mais específicos, como o de tromboembolismo pulmonar, a tomografia computadorizada deve ser considerada. Exames laboratoriais geralmente incluem hemograma completo, eletrólitos e função renal. A utilidade de marcadores inflamatórios como a proteína C-reativa e a pró-calcitonina é questionável na determinação da necessidade de uso de antibióticos para a exacerbação de DPOC, mas pode ser útil nos casos em que há suspeita de outros diagnósticos.

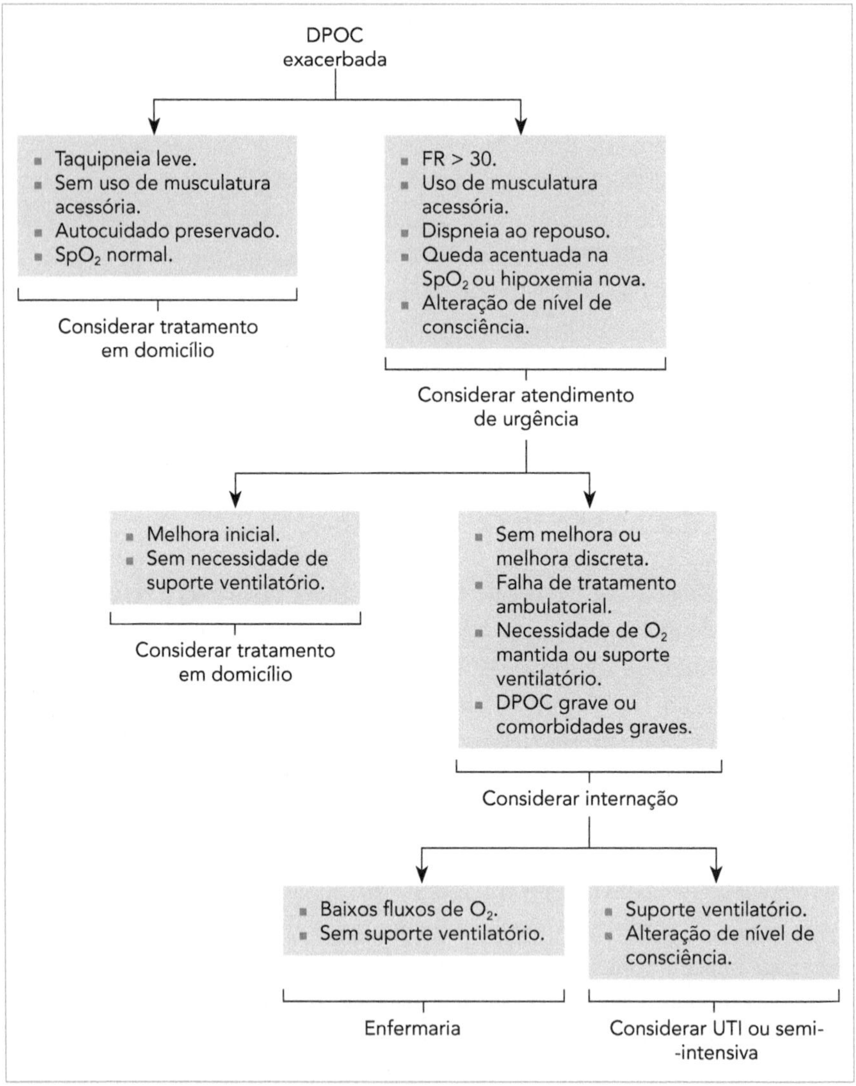


FIGURA 2 Encaminhamento de pacientes com exacerbação de DPOC.
DPOC: doença pulmonar obstrutiva crônica; FR: frequência respiratória; $SpO_2$: saturação periférica de oxigênio; UTI: unidade de terapia intensiva.

Outros exames importantes para diagnóstico diferencial são o eletrocardiograma e a dosagem de troponina (para diagnósticos diferenciais cardiológicos ou eventualmente concomitantes); a dosagem de dímero-D (para excluir tromboembolismo pulmonar em casos de baixa suspeita clínica); e a dosagem de peptídeo natriurético cerebral (ou BNP), que pode ser interessante para o auxílio na diferenciação da etiologia da dispneia em pacientes com DPOC e insuficiência cardíaca, uma vez que a associação das duas doenças é extremamente comum e frequentemente subdiagnosticada.

> Nos casos em que há suspeita de quadro respiratório viral, a testagem de agentes, incluindo Sars-CoV-2 (responsável pela Covid-19) ou influenza, deve ser considerada, a depender do contexto epidemiológico. Painéis virais amplos para detecção de outros agentes que não possuem tratamento específico não parecem trazer benefício para o manejo do paciente, mas podem ser realizados de acordo com o serviço.

A análise de Gram e cultura de escarro nesses pacientes não é uma consideração de rotina, mas pode ser útil nos casos de falha de tratamento, especialmente em pacientes com risco aumentado de colonização por *Pseudomonas aeruginosa*, embora a ampliação de cobertura para esse agente possa ser feita de forma empírica. Nessas situações, de falha de tratamento, podemos considerar também a pesquisa no escarro de outros agentes infecciosos menos frequentes, como fungos e micobactérias, porém o achado desses agentes desprovido de sintomas sugestivos e contexto clínico apropriado gera incertezas, portanto a pesquisa não é realizada de forma rotineira.

A presença de agentes patogênicos cursando com infecção respiratória age como o principal gatilho da exacerbação de DPOC, responsável por aproximadamente 70% dos episódios. Desse número, a maioria é formada por infecções virais, sendo o rinovírus o principal agente implicado. Nos demais 30%, o principal responsável são exposições ambientais mantidas, como a poluição, produtos de queima de biomassa e outros irritantes respiratórios. Há também o potencial para outras doenças servirem como gatilho de exacerbação, como o tromboembolismo pulmonar ou eventos cardiovasculares.[5]

Apesar da relação frequente de agentes infecciosos e exacerbação de DPOC, ela deve ser diferenciada da pneumonia, uma vez que as alterações radiológicas e o comportamento clínico são distintos, sendo a maioria dos casos manejada como traqueítes ou infecções de vias aéreas altas como rinossinusites. A escolha de antimicrobianos para o tratamento da exacerbação da DPOC, que será discutida em mais detalhes, reflete essa diferença.

# TRATAMENTO

## Medidas farmacológicas: corticosteroides e broncodilatadores

Discutem-se agora as principais classes de medicações em uso para tratamento de exacerbações de DPOC, bem como os principais efeitos colaterais que devemos monitorar, com especial atenção em indivíduos idosos.

- Beta-2-agonistas de curta duração (como o salbutamol e o fenoterol) são essenciais no tratamento de exacerbações de DPOC de qualquer intensidade, devido a sua rápida ação e ao alívio de dispneia por meio do efeito de broncodilatação.[4,6] A medicação pode ser administrada por inalação ou por inalador dosimetrado (derivado do inglês MDI: *metered dose inhaler* e conhecido popularmente como "bombinha"). Em casos de dispneia intensa em que o paciente apresente dificuldade para executar a manobra coordenada para o uso adequado via inalador, deve-se dar preferência à medicação via inalação. Caso indisponível a inalação, considerar fortemente o uso do dispositivo inalatório em associação com um espaçador, para melhorar a entrega da medicação para as vias aéreas inferiores. Recomenda-se, inicialmente, a administração de 2 *puffs* com o intervalo de 2 a 4 horas e espaçar progressivamente conforme a melhora dos sintomas. Em casos mais graves, como em pronto atendimento, podem-se considerar 2 a 3 administrações sequenciais com 20 a 60 minutos de intervalo entre elas e avaliar a resposta. Nos pacientes idosos, no entanto, é importante considerar a redução dessa dosagem, especialmente nos casos em que há comorbidades cardíacas, idade muito avançada, baixo peso e taquicardia de base, pela possibilidade de efeitos adversos como taquiarritmias e isquemia cardíaca - complicações de incidência aumentada na população de indivíduos com DPOC (essas interações serão abordadas mais adiante).
- Anticolinérgicos de curta duração, também conhecidos como antimuscarínicos (como o brometo de ipratrópio), também exercem efeito broncodilatador e podem ser administrados de modo isolado ou conjuntamente com beta-2-agonistas, embora tenham um tempo de início de ação mais demorado. Quando administrados conjuntamente, têm efeito sinérgico, isto é, maior do que a soma de ambos isoladamente.[7] Também pode ser administrado via MDI ou inalação, usualmente em intervalos de 6/6 ou 8/8 horas. Em pacientes com histórico de retenção urinária ou hiperplasia prostática benigna, deve-se man-

ter a atenção para possibilidade de desencadear insuficiência renal obstrutiva. Manter vigilância também sobre pacientes com histórico de glaucoma, devido ao efeito de elevação de pressão intraocular pela classe de medicação. Ambos os efeitos colaterais são raros, porém de incidência aumentada na ocasião de uso concomitante de anticolinérgicos de longa duração e de curta duração.

- Metilxantinas, como a teofilina e aminofilina, não são recomendadas rotineiramente por seu extenso perfil de efeitos adversos em comparação com as opções de broncodilatadores inalatórios.[4]
- Corticosteroides sistêmicos são de fundamental importância no manejo de exacerbações de DPOC, uma doença de fisiopatologia essencialmente inflamatória. Entre seus benefícios comprovados estão redução de dispneia e melhor recuperação de $VEF_1$ no décimo dia do início do tratamento, contribuindo para a redução no retorno do paciente ao serviço de emergência ou consultório e reduzindo a taxa de falha de tratamento.[8] Embora a dose e o tempo de uso variem entre estudos, usualmente se considera 40 mg de prednisona ou equivalente pelo período mínimo de 5 dias, podendo-se estender até 14 dias ou em doses mais elevadas conforme a gravidade.[4,9] Apesar de sua eficácia, são medicamentos com uma série de potenciais efeitos deletérios que devem ser monitorizados e explicados aos pacientes, sendo os mais comuns hiperglicemia, hipertensão e retenção hídrica.

Quanto à continuidade de broncodilatadores de longa duração durante períodos de internação por exacerbação, habitualmente mantém-se o uso das medicações, embora a evidência para essa recomendação seja escassa.[4]

## Antibióticos

O uso de antibióticos nas exacerbações de DPOC, em associação com as demais medidas farmacológicas apontadas anteriormente, tem o potencial de reduzir o risco de falência em casos de tratamento extra-hospitalar e reduzir o risco de deterioração clínica nos casos com necessidade de internação.[10] No entanto, seu uso indiscriminado está relacionado ao desenvolvimento de bactérias resistentes a antimicrobianos, além de uma série de outros potenciais efeitos colaterais. Tendo esses princípios em mente, podemos selecionar os pacientes com maior potencial benefício aplicando alguns critérios. Pacientes com maior número de sintomas cardinais de exacerbação de DPOC (aumento de frequência e intensidade de tosse, aumento de quantidade e/ou mudança de características do escarro e aumento da falta de ar) e pacientes com apresentações mais graves (como necessidade de hospitalização e/ou de suporte ventilatório) têm maior risco de infecção bacteriana. É recomendado adicionar antibiótico na presença de 2 ou mais sintomas cardinais, desde que um destes seja a mudança de escarro, e em casos com necessidade de internação hospitalar.[11] Evita-se, assim, a associação inicial de antibióticos no tratamento de exacerbação de DPOC em casos mais leves, com apenas 1 dos sintomas cardinais, porém em casos com doença de base muito avançada, frequentes exacerbações ou comorbidades graves sua prescrição pode ser considerada.

Não há evidência na literatura científica de que a dosagem de proteína C-reativa e a pró-calcitonina, marcadores inflamatórios sistêmicos, auxiliam na tomada de decisão de associação de antimicrobianos, apesar de múltiplos estudos realizados com o propósito dessa avaliação.[4,12]

A escolha de antimicrobianos para o tratamento da DPOC exacerbada deve ser capaz de cobrir os principais agentes etiológicos relacionados com a doença baseada no perfil epidemiológico local, que em sua maioria são os agentes mais comumente encontrados como colonizantes de vias aéreas superiores: *Haemophilus influenzae, Streptococcus pneumoniae* e *Moraxella catarrhalis.* A presença de *Pseudomonas aeruginosa* também é importante quando consideramos a subpopulação de indivíduos com: doença mais avançada (geralmente aqueles com $VEF_1$ < 30% do predito); presença de doença estrutural, como bronquiectasias; usuários crônicos de corticoide sistêmico; pacientes com uso de antimicrobianos de amplo espectro nos últimos 3 meses; ou pacientes com *Pseudomonas* sp. isolada em cultura de escarro nos últimos 12 meses.[10]

Na ausência dos critérios para *Pseudomonas* relatados, o uso empírico de amoxicilina associada a ácido clavulânico é recomendado para pacientes extra-hospitalares devido à produção de betalactamase na maioria das cepas de *Moraxella catarrhalis.* Outras opções viáveis são as cefalosporinas de segunda geração e os macrolídeos.[13]

Quando há risco aumentado para pseudomonas, o uso empírico de uma quinolona respiratória se torna a primeira opção em pacientes extra-hospitalares. Outra opção seria o ciprofloxacino, com a desvantagem de se perder eficácia contra os demais agentes.[13]

Para o tratamento em indivíduos internados, presume-se maior gravidade do quadro. Nessas situações, é recomendada uma quinolona respiratória ou alternativamente uma cefalosporina de terceira geração. Para pacientes com fatores de risco para pseudomonas, considera-se o uso de quinolona (respiratória ou ciprofloxacino) ou, quando houver uso recente de antimicrobiano, ceftazidima e piperacilina com tazobactam são opções.

A duração recomendada do tratamento antimicrobiano é de 5 a 7 dias. Em se tratando da população de pacientes mais idosos e, portanto, mais vulneráveis a efeitos adversos de medicações, o uso de quinolonas respiratórias deve ser acompanhado de vigilância neurológica. Um dos principais efeitos colaterais dessa classe de medicação é a alteração de *status* mental, como *delirium*, agitação e confusão mental, que usualmente se instalam logo no início do uso da medicação. Evitar sobredosagens e realizar a correção de dose com base em função renal (calculando o *clearance* de creatinina) é importante para minimizar essas complicações. Outro efeito colateral importante dessa classe de medicação, compartilhada com os macrolídeos, é o prolongamento de intervalo QT, que pode predispor o paciente a arritmias, principalmente quando somada ao potencial arritmogênico de outras medicações administradas nas exacerbações de DPOC e de eventuais medicações de uso crônico do paciente (Figura 3).

| | Extra-hospitalar | | Intra-hospitalar | |
|---|---|---|---|---|
| Fator de risco para pseudomonas | – | + | – | + |
| 1ª opção | ■ Amoxicilina + ácido clavulânico | Quinolona respiratória | Quinolona respiratória | ■ Quinolona respiratória.<br>■ Ciprofloxacino. |
| Outras opções | ■ Cefalosporina 2ª geração.<br>■ Macrolídeo. | Ciprofloxacino | Cefalosporina 3ª geração | ■ Ceftazidima.<br>■ Piperacilina + tazobactam.* |

FIGURA 3 Antibióticos para exacerbação de DPOC.
* Se uso de antibiótico recente.
DPOC: doença pulmonar obstrutiva crônica.

## Suporte respiratório

A suplementação de oxigênio é de extrema importância no manejo da exacerbação de DPOC. É importante para evitar complicações cardiovasculares e ajudar a mitigar o desconforto respiratório do paciente, mas, realizada incorretamente, tem o potencial de contribuir para declínio clínico e aumento de mortalidade.[14] Isso ocorre ao contribuir para uma acentuação excessiva de hipercapnia, levando a acidose respiratória, devido, principalmente, à piora do desacoplamento ventilação-perfusão por perda do mecanismo de vasoconstrição hipóxica, podendo levar o paciente à carbonarcose, um estado de rebaixamento de nível de consciência atribuível aos elevados níveis séricos de gás carbônico.

A meta de oxigenação para um paciente com DPOC exacerbada é uma saturação periférica entre 88 e 92%, não havendo necessidade de atingir valores mais elevados.[14] Usualmente, o uso de cateter nasal ou máscara de Venturi com frações inspiradas baixas é suficiente, e fluxos mais elevados devem ser administrados com cuidado para evitar sobrecorreção da hipoxemia. Casos mais graves podem necessitar de maior fluxo, que pode ser administrado cautelosamente por máscara de Venturi ou eventualmente máscara não reinalante ou até mesmo juntamente com suporte ventilatório com ventilação não invasiva nos casos em que esta for indicada. O uso de cânula nasal de alto fluxo também pode ser considerado como opção, também de forma cautelosa e em casos selecionados.

Durante a administração de inalações para broncodilatação, que necessitam de fluxos mais aumentados para a nebulização, deve-se considerar sua realização com ar comprimido no lugar de oxigênio em pacientes que não necessitem do suporte para corrigir hipoxemia, a fim de evitar hiperóxia e suas consequências deletérias.

A ventilação não invasiva (VNI) consiste na aplicação de pressão positiva através de máscara facial ou oronasal, com dois níveis de pressão alternados: a pressão expiratória positiva (EPAP, da sigla, em inglês, *expiratory positive airway pressure*) e uma pressão de suporte acima da pressão contínua (IPAP, da sigla, em inglês, *inspiratory positive airway pressure*). É o método preferido de suporte ventilatório em pacientes com DPOC exacerbada, com efeito comprovado de redução de mortalidade e de necessidade de ventilação mecânica invasiva.[6,15] A VNI consegue promover uma otimização da ventilação, com a possibilidade de reduzir trabalho respiratório e algum alívio da musculatura respiratória do usuário. Os principais pacientes a se beneficiar dessa medida são os indivíduos em acidose respiratória ou em hipercapnia, embora haja algum benefício também em indivíduos com insuficiência respiratória hipoxêmica e com resposta inadequada à terapia inalatória inicial combinada com suplementação de $O_2$, que persistem taquidispneicos ou com uso de musculatura acessória.

Uma vez iniciado um curso de VNI, devemos monitorizar o paciente nos primeiros minutos, para garantir que o posicionamento está adequado e a configuração inicial, confortável. Uma vez o paciente estando bem acoplado, avaliamos parâmetros clínicos como frequência respiratória, uso de musculatura acessória, oxigenação, frequência cardíaca e intensidade de dispneia, somados com dados laboratoriais como gasometria. Após um período inicial de 30 a 120 minutos, devemos observar melhora de um ou mais parâmetros. Nessa situação, consideramos resposta inicial e podemos considerar manter o tratamento por um período mais prolongado. No entanto, caso não haja melhora de parâmetros ou no caso de alguma deterioração durante o tratamento, consideramos falha de teste terapêutico de VNI.[15] Em indivíduos que apresentem alguma das contraindicações (Quadro 1) ou que apresentem falha após o teste terapêutico com a VNI, a intubação orotraqueal e o início de ventilação mecânica invasiva devem ser prontamente considerados. O uso de uma máscara adequada para o paciente e a administração de medicação inicial suficiente são de fundamental importância para evitar falhas com VNI, e devemos sempre questionar se o paciente já possui definição prévia sobre cuidados de fim de vida antes de prosseguir com o tratamento invasivo, quando houver a oportunidade de fazê-lo.

QUADRO 1 Contraindicações à ventilação não invasiva

- Parada cardíaca ou respiratória.
- Obstrução alta de vias aéreas.
- Rebaixamento de nível de consciência acentuado, sem proteção de vias aéreas.
- Secreções abundantes.
- Trauma ou deformidade facial.
- Cirurgia facial, neurológica ou anastomose recente de esôfago.

A ventilação mecânica invasiva nos pacientes com DPOC exacerbada pode ser extremamente desafiadora. Frequentemente esses pacientes apresentam altos valores de resistência de vias aéreas e complacência pulmonar reduzida por hiperinsuflação importante. As metas da ventilação mecânica são de tentar obter a correção das trocas gasosas, reduzir trabalho respiratório e prevenir a acentuação de hiperinsuflação. Esses objetivos se iniciam no momento da intubação orotraqueal, sendo recomendada a utilização de cânulas orotraqueais com maior diâmetro para gerar menor resistência e facilitar a higienização de secreções, e especial atenção para a sincronia paciente-ventilador, utilizando o modo ventilatório no qual se tenha maior experiência. Evitar o uso de $FiO_2$ elevadas, lembrando que a meta de $SpO_2$ é entre 88 e 92%. Regular frequência respiratória e fluxos inspiratórios desacelerados, objetivando relação inspiração:expiração inferior a 1:3, suficientes para promover a desinsuflação pulmonar. Utilizar volumes inferiores a 6 mL/kg de peso ideal sempre que possível, mantendo os preceitos de ventilação mecânica protetora, e tolerando níveis mais elevados de $CO_2$ arterial caso a acidose esteja controlada (o volume deve ser guiado pelo pH e não pela pa$CO_2$). Pode-se titular a pressão positiva expiratória final (PEEP) adequada para contrabalançar eventual auto-PEEP do paciente, mas não excessivamente elevada, pois isso promoverá maior hiperdistensão alveolar.[15]

Os pacientes em ventilação mecânica devem ter suas medicações broncodilatadoras revistas para continuarem a ser administradas no circuito de ventilação mecânica de forma adequada, juntamente com as demais medidas já citadas.

## Medidas não farmacológicas

A cessação do tabagismo é fundamental no tratamento da DPOC e contribui para a patogênese das exacerbações. No caso de pacientes tabagistas ativos, a cessação deve sempre ser recomendada e reforçada durante o atendimento. No caso da internação hospitalar, devemos permanecer vigilantes quanto a sintomas de abstinência e a prevenção desta, com o uso da nicotina transdérmica por adesivos.

Suporte nutricional é indicado para os pacientes com baixo peso e caquexia, comorbidades frequentes nos quadros de DPOC mais avançados.

Disfagia é frequente em indivíduos idosos com DPOC, e eventos aspirativos são mais prevalentes em períodos de maior dispneia. A avaliação de disfagia é importante sempre que houver suspeita clínica.

Fisioterapia motora e respiratória é de fundamental importância para o paciente com doença respiratória crônica que necessita de internação hospitalar.

## COMORBIDADES

A presença de comorbidades significativas é um dos principais marcadores de mortalidade na exacerbação de DPOC e na DPOC de forma geral.[4] As doenças cardiovasculares (arritmias, eventos coronarianos e descompensação de insuficiência cardíaca) são as doenças mais frequentes, devido a uma combinação de fatores de risco compartilhados (idade, tabagismo) e mecanismos fisiopatológicos em comum. A hipoxemia e a acidose contribuem como estímulos adicionais para arritmias. A hiperinsuflação pulmonar crônica de pacientes com DPOC avançada pode impactar na função diastólica quando o aumento de pressão intratorácica resultante impacta no enchimento atrial que ocorre na diástole, reduzindo o volume sistólico e, consequentemente, impactando no débito cardíaco. Esses efeitos podem ser acentuados por ação de medicações administradas nas exacerbações, como os antibióticos e os broncodilatadores, devido a seu potencial taquicardizante.

Os broncodilatadores beta-agonistas são os mais relacionados com a incidência de arritmias, devido ao aumento de frequência cardíaca e à queda temporária da concentração sérica de potássio, no entanto são fundamentais no manejo de exacerbações de DPOC de todas as gravidades. Apesar de vários estudos documentando a segurança e a eficácia de beta-2-agonistas de curta duração em pacientes com DPOC, sem aumento de eventos cardiovasculares graves no tratamento a longo prazo,[16] não se tem disponível extensa pesquisa em situações de exacerbação, que frequentemente demandam doses mais elevadas, especialmente na população mais idosa. Portanto, são medicações necessárias e muitas vezes fundamentais no tratamento da exacerbação de DPOC, mas devemos ser cautelosos na dosagem para minimizar riscos para os pacientes mais vulneráveis a seus efeitos potencialmente deletérios. A mesma lógica pode ser aplicada às outras medidas de tratamento descritas neste capítulo.

Condições e comorbidades que levem a alteração de nível de consciência, como demência ou estados confusionais agudos, por exemplo, *delirium*, também merecem atenção especial no grupo de pacientes que apresentam necessidade de suporte de oxigênio ou suporte ventilatório, pois podem prejudicar a terapêutica e levar a complicações, como a retirada do cateter de oxigênio inadvertidamente ou a dificuldade de acoplamento à ventilação não invasiva.

## DESOSPITALIZAÇÃO

Não existem critérios objetivos definidos para auxiliar na decisão do momento correto de desospitalizar o paciente com exacerbação de DPOC. No entanto, caso o paciente tenha apresentado melhora significativa da dispneia, manifeste-se próximo do seu nível basal de sintomas respiratórios pré-exacerbação e não necessite de frequentes períodos de suporte ventilatório ou de altas doses de medicação, é possível considerar o término do tratamento em ambiente domiciliar.

É comum o paciente necessitar de suporte de oxigênio após uma exacerbação, e, caso não tenha tolerado o desmame durante a internação, deve-se considerar seu uso domiciliar até reavaliação ambulatorial. Em alguns casos, o paciente persistirá com comprometimento em sua capacidade de manter atividades de autocuidado devido à intolerância aos esforços e pode se beneficiar de um período de reabilitação com fisioterapia ainda internado ou em ambiente de cuidados domiciliares.

A reavaliação ambulatorial precoce após a alta tem o potencial de reduzir readmissões e pode ter efeito em mortalidade precoce após a alta.[17]

## Referências bibliográficas


1. Burrows B, Knudsen RJ, Camilli AE, Lyle SK, Lebowitz MD. The horse racing effect and predicting decline in forced expiratory volume in one second from screening spirometry. Am Rev Respir Dis. 1987;135:788-96.
2. Janssens JP, Pache JC, Nicod LP. Physiological changes in respiratory function associated with ageing. Eur Respir J. 1999;13:197-205.
3. Huiart L, Ernst P, Suissa S. Cardiovascular morbidity and mortality in COPD. Chest. 2005;128:2640e6.
4. Global strategy for the diagnosis, management, and prevention of COPD (2022). Available: https://goldcopd.org/2022-gold-reports-2/.
5. Sapey E, Bafadhel M, Bolton CE, Wilkinson T, Hurst JR, Quint JK. Building toolkits for COPD exacerbations: lessons from the past and present. Thorax. 2019;74:898.
6. Wedzicha JA Ers Co-Chair, Miravitlles M, Hurst JR, Calverley PM, Albert RK, Anzueto A, et al. Management of COPD exacerbations: a European Respiratory Society/American Thoracic Society guideline. Eur Respir J. 2017;49(3) Epub 2017 Mar 15.
7. Cydulka RK, Emerman CL. Effects of combined treatment with glycopyrrolate and albuterol in acute exacerbation of chronic obstructive pulmonary disease. Ann Emerg Med. 1995;25(4):470.
8. Aaron SD, Vandemheen KL, Hebert P, Dales R, Stiell IG, Ahuja J, et al. Outpatient oral prednisone after emergency treatment of chronic obstructive pulmonary disease. N Engl J Med. 2003;348(26):2618.
9. National Institute for Health and Care Excellence. Available: https://www.nice.org.uk/guidance/ng115.
10. Vollenweider DJ, Frei A, Steurer-Stey CA, Garcia-Aymerich J, Puhan MA. Antibiotics for exacerbations of chronic obstructive pulmonary disease. Cochrane Database Syst Rev. 2018;10:CD010257. Epub 2018 Oct 29.
11. Anthonisen NR, Manfreda J, Warren CP, Hershfield ES, Harding GK, Nelson NA. Antibiotic therapy in exacerbations of chronic obstructive pulmonary disease. Ann Intern Med. 1987;106(2):196.
12. Chen K, Pleasants KA, Pleasants RA, Beiko T, Washburn RG, Yu Z, et al. Procalcitonin for antibiotic prescription in chronic obstructive pulmonary disease exacerbations: systematic review, meta-analysis, and clinical perspective. Pulm Ther. 2020;6(2):201-14.
13. Sociedade Brasileira de Pneumologia e Tisiologia (SBPT). II Consenso Brasileiro sobre Doença Pulmonar Obstrutiva Crônica – DPOC. J Bras Pneumol. 2004;30(Suppl 5):S1-S42.
14. Austin MA, Wills KE, Blizzard L, Walters EH, Wood-Baker R. Effect of high flow oxygen on mortality in chronic obstructive pulmonary disease patients in prehospital setting: randomised controlled trial. BMJ. 2010;341:c5462.

15. Barbas CS, Isola AM, Farias AM, Cavalcanti AB, Gama AM, Duarte AC, et al. Brazilian recommendations of mechanical ventilation 2013. Part I. Rev Bras Ter Intensiva. 2014 Apr-Jun;26(2):89-121.
16. Salpeter SR, Ormiston TM, Salpeter EE. Cardiovascular effects of beta-agonists in patients with asthma and COPD: a meta-analysis. Chest. 2004;125:2309-21.
17. Gavish R, Levy A, Dekel OK, Karp E, Maimon N. The association between hospital readmission and pulmonologist follow-up visits in patients with COPD. Chest. 2015;148(2):375-81.

# Índice remissivo